MANUEL DU MÉDECIN PRATICIEN

LA PRATIQUE DES MALADIES DU CŒUR ET DE L'APPAREIL CIRCULATOIRE DANS LES HOPITAUX DE PARIS

AIDE-MÉMOIRE ET FORMULAIRE

DE THÉRAPEUTIQUE APPLIQUÉE

PAR

Le Professeur PAUL LEFERT

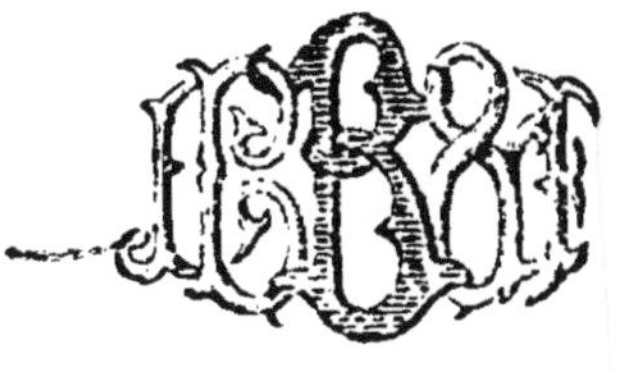

PARIS
LIBRAIRIE J.-B. BAILLIÈRE ET FILS
Rue Hautefeuille, 19, près le boulevard Saint-Germain

1895

MANUEL DU MÉDECIN PRATICIEN

Par le Professeur Paul LEFERT

Collection nouvelle, 12 volumes in-18, cartonnés.

Prix de chaque volume : 3 fr.

La pratique journalière de la médecine dans les hôpitaux de Paris (Maladies microbiennes et parasitaires. — Intoxications. — Affections constitutionnelles). 1895. 1 vol. in-18, 300 p., cart. 3 *fr.*

La pratique journalière de la chirurgie dans les hôpitaux de Paris. 1894, 1 vol. in-18, 324 pages, cart. .... 3 fr.

La pratique gynécologique et obstétricale dans les hôpitaux de Paris. 1893, 1 vol. in-18, 308 pages, cart.................. 3 fr.

La pratique dermatologique et syphilographique dans les hôpitaux de Paris. 1893, 1 vol. in-18, cart.................. 3 fr.

La pratique des maladies des enfants dans les hôpitaux de Paris 1894, 1 vol. in-18, 300 pages, cart.................. 3 fr.

La pratique des maladies du système nerveux dans les hôpitaux de Paris. 1894, 1 vol. in-18, cart.................. 3 fr.

La pratique des maladies de l'estomac et de l'appareil digestif dans les hôpitaux de Paris. 1894, 1 vol. in-18, 288 p., cart. 3 fr.

La pratique des maladies des poumons et de l'appareil respiratoire dans les hôpitaux de Paris. 1894. 1 vol. in-18, cart. 3 fr.

La pratique des maladies du cœur et de l'appareil circulatoire dans les hopitaux de Paris. 1895, 1 vol. in-18, 300 p., cart. 3 fr.

La pratique des maladies des voies urinaires dans les hôpitaux de Paris. 1894, 1 vol. in-18, 288 pages, cart.................. 3 fr.

La pratique des maladies des yeux et des oreilles dans les hôpitaux de Paris. 1893, 1 vol. in-18, 288 p., cart.................. 3 fr.

La pratique des maladies du larynx, du nez et de la bouche dans les hôpitaux de Paris. 1895, 1 vol. in-18, 288 p., cart..... 3 fr.

M. le professeur P. Lefert a réuni sous un petit volume un nombre très considérable de faits ; par leur choix et par leur disposition, il a rempli une triple indication :

1° Fournir au médecin éloigné des grands centres hospitaliers un guide sûr qui, par la facilité des recherches et la simplicité de l'exposition, lui permette de trouver rapidement la solution des difficultés qu'il a à surmonter, en s'appuyant sur les conseils de maîtres dont le nom fait autorité ;

2° Donner au médecin instruit un moyen de se remémorer les enseignements reçus dans les hôpitaux ;

3° Permettre de se rendre un compte exact de l'état d'une question par l'exposé simple, mais complet, des principales opinions émises sur ce sujet, et de retrouver l'opinion de tel ou tel médecin sur la question à étudier, grâce à la disposition pratique donnée à la table des matières et à celle des auteurs.

Le nombre des sujets traités fait du *Manuel du médecin praticien* une véritable encyclopédie. Chaque volume renferme, sur les cas les plus nouveaux et les plus variés, plus de 400 consultations claires, précises, disant sous une forme résumée tout ce qu'il est important d'avoir présent à la mémoire.

Cette collection est appelée à rendre de grands services, au point de vue pratique et scientifique.

MANUEL DU DOCTORAT EN MÉDECINE

Par le Professeur Paul LEFERT

Collection nouvelle, 21 volumes in-18, cartonnés.

Prix de chaque volume : 3 fr.

1er *Examen.*

Aide-mémoire de physique médicale. 1 vol. in-18, cart..... 3 fr.
Aide-mémoire de chimie médicale. 1 vol. in-18, 288 pages, cart. 3 fr.
Aide-mémoire d'histoire naturelle médicale. 1 vol. in-18, cart. 3 fr.

2e *Examen.*

Aide-mémoire d'anatomie à l'amphithéâtre, dissection et technique microscopique, arthrologie, myologie, angéiologie, névrologie et découvertes anatomiques. 1 vol. in-18, 288 pages, cart....... 3 fr.
Aide-mémoire d'histologie, d'anatomie (ostéologie, splanchnologie et organes des sens) **et d'embryologie.** 1 vol. in-18, 276 pages, cart........ 3 fr.
Aide-mémoire de physiologie. 1 vol. in-18, 280 pages, cart.. 3 fr.

3e *Examen.*

Aide-mémoire de pathologie générale et de bactériologie. 1 vol. in-18, 288 pages, cart........ 3 fr.
Aide-mémoire de pathologie interne. 1 vol. in-18, 296 pages, cart........ 3 fr.
Aide-mémoire de pathologie externe. 1 vol. in-18, 312 p., cart. 3 fr.
Aide-mémoire de chirurgie des régions. Tome I (*Tête, Rachis, Cou, Poitrine, Abdomen*). 1 vol. in-18, cart........ 3 fr.
Tome II (*Organes génito-urinaires, Membres*). 1 vol. in-18, cart. 3 fr.
Aide-mémoire de médecine opératoire. 1 vol. in-18, cart.... 3 fr.
Aide-mémoire d'anatomie topographique. 1 vol. in-18, cart. 3 fr.

4e *Examen.*

Aide-mémoire de thérapeutique. 1 vol. in-18, 276 pages, cart. 3 fr.
Aide-mémoire de pharmacologie et de matière médicale. 1894, 1 vol. in-18, 288 pages, cart........ 3 fr.
Aide-mémoire d'hygiène et de médecine légale. 3e *édition*, 1893, 1 vol. in-18, 272 pages, cart........ 3 fr.

5e *Examen.*

Aide-mémoire d'anatomie pathologique, d'histologie pathologique et de technique des autopsies. 1 vol. in-18, 280 pages, cart. 3 fr.
Aide-mémoire de clinique médicale et de diagnostic. 1 vol. in-18, 304 pages, cart........ 3 fr.
Aide-mémoire de clinique chirurgicale, diagnostic, thérapeutique générale et petite chirurgie. 1 vol. in-18, 312 pages, cart... 3 fr.
Aide-mémoire d'accouchements. 1 vol. in-18, cart........ 3 fr.

Concours de l'Externat des hôpitaux.

Aide-mémoire de médecine hospitalière, anatomie, pathologie, petite chirurgie, 1894, 1 vol. in-18, 300 pages, cart........ 3 fr.

LA PRATIQUE
DES
MALADIES DU CŒUR
ET
DE L'APPAREIL CIRCULATOIRE
DANS LES HOPITAUX DE PARIS

MANUEL DU MÉDECIN PRATICIEN

LA PRATIQUE
DES
MALADIES DU CŒUR
ET
DE L'APPAREIL CIRCULATOIRE
DANS LES HOPITAUX DE PARIS

AIDE-MÉMOIRE ET FORMULAIRE

DE THÉRAPEUTIQUE APPLIQUÉE

PAR

Le Professeur **PAUL LEFERT**

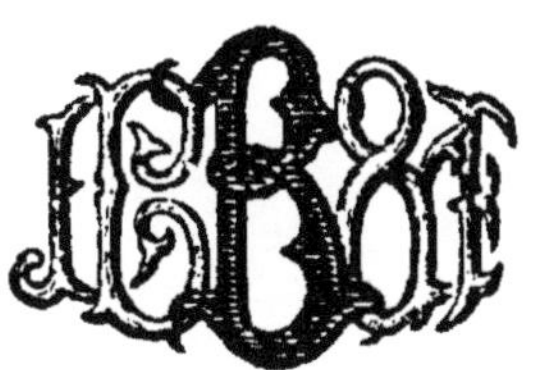

PARIS
LIBRAIRIE J.-B. BAILLIÈRE ET FILS
Rue Hautefeuille, 19, près le boulevard Saint-Germain

1895

PRÉFACE

Nous avons pensé qu'il y avait utilité à présenter la *pratique* des médecins des hôpitaux de Paris : MM. Barié, Bucquoy, Chauffard, Dieulafoy, Dujardin-Beaumetz, Gilbert, Grancher, Hallopeau, Hanot, Hayem, Huchard, Hutinel, Jaccoud, Lancereaux, Laveran, Alb. Mathieu, Œttinger, Constantin Paul, André Petit, Potain, Rendu, Alb. Robin, Germain Sée, Sevestre, Jules Simon, Thoinot, etc., sur les maladies du cœur et de l'appareil circulatoire.

On trouvera, dans ce livre, la solution des problèmes qui s'offrent chaque jour à l'observation de tout praticien : *Adynamie cardiaque*, *Anémie*, *Anévrismes*, *Angine de poitrine*, *Aortite*, *Artériosclérose*, *Arythmie cardiaque*, *Asystolie*, *Battements du cœur*, *Cardiopathies*, *Chlorose*, *Cyanose*, *Dyspnée cardiaque*, *Embolies*, *Endocardite*, *Goitre exophtalmique*, *Hémoptysie*, *Hémorragies*, *Hémorroïdes*, *Hydropisie*, *Hypertrophie du cœur*, *Insuffisances cardiaques*, *Maladies mitrales*, *Myocardite*, *Palpitations*, *Péricardite*, *Phlébite*, *Rétrécissement aortique et mitral*, *Sclérose du cœur*, *Symphyse cardiaque*, *Syncope*. *Syphilis du cœur*, *Tachycardie*, *Transfusion*, *Varices*, etc.

Cet ouvrage, dû à la collaboration de 80 médecins et chirurgiens des hôpitaux de Paris, renferme plus de quatre cents consultations sur les cas les plus nouveaux et les plus variés.

Il permet au médecin instruit de se rappeler ce qu'il a vu, alors qu'étudiant, il suivait les services hospitaliers de Paris ; il permet à celui qui depuis longtemps s'est relégué dans la pratique, de se tenir au courant des nouvelles méthodes de traitement.

Le praticien est toujours certain, quel que soit son choix, de s'appuyer sur les conseils d'un confrère dont le nom fait autorité.

Sans doute, au lit du malade, l'état particulier de ce dernier a au moins autant de poids que le genre de maladie dont il est atteint ; il n'en reste pas moins que chaque médecin a pour chaque maladie un ensemble de moyens formant un arsenal, dans lequel il puise incessamment, sauf à choisir l'agent qui s'adapte le mieux à la constitution propre du patient.

Pour faciliter les recherches et pour rendre par cela même le livre plus utile, nous l'avons complété par deux tables alphabétiques, l'une par noms d'auteurs, l'autre par ordre de matières. De telle sorte que l'on peut à la fois avoir l'opinion de tel ou tel professeur sur les diverses questions qui sont à l'ordre du jour et en même temps passer en revue l'opinion des divers chefs de service sur un sujet déterminé.

Nous remercions ceux de nos savants maîtres qui ont bien voulu nous donner quelques notes inédites; elles ne pourront qu'augmenter l'intérêt de notre travail.

Paris, le 30 septembre 1894.

P. L.

LA PRATIQUE

DES

MALADIES DU CŒUR

ET DE

L'APPAREIL CIRCULATOIRE

ADIPOSE DU CŒUR.

Germain Sée.

L'iodure de potassium produit des effets remarquables.

E. Barié.

Lorsqu'il y a surcharge graisseuse, la digitale peut rendre des services dans les attaques d'hyposystolie qui accompagnent souvent l'adipose.

ADYNAMIE CARDIAQUE.

Henri Huchard.

TRAITEMENT PAR LA CAFÉINE. — 1° *Mode d'action.*

— Dans diverses maladies caractérisées par l'adynamie cardiaque, la caféine a de bons effets.

Il ne faut pas confondre l'action excitante du café, due à la présence des essences, de la caféone par exemple, avec l'action tonique, cardiaque et diurétique due à la caféine. Celle-ci peut, sans doute, augmenter l'état dyspnéique de certains cardiopathes, dans les cas où la dyspnée est caractérisée et produite par l'hypertension artérielle; mais elle agit favorablement dans les cas où la tension artérielle est diminuée.

2° *Mode d'administration.* — En ce qui concerne le mode d'administration de la caféine, l'emploi à hautes doses est nécessaire, pour triompher rapidement de l'adynamie cardiaque.

Les pilules suivantes agissent comme toniques du muscle cardiaque, et on peut les employer pendant des mois :

Benzoate de soude............	} ãã	3 gr.
Caféine...................		
Extrait de stigmates de maïs....		6 —

Pour soixante pilules. Deux pilules, deux ou trois fois par jour.

Sevestre.

Adynamie cardiaque chez les enfants. — La caféine est, chez les enfants, un médicament précieux pour combattre l'adynamie cardiaque compliquant souvent certaines maladies aiguës, telles que la fièvre typhoïde, la pneumonie, la broncho-pneumonie, la diphtérie, la congestion pulmonaire au début de la rougeole.

C'est aussi un excellent moyen pour prévenir le collapsus et la syncope pouvant survenir sous l'influence du bain froid.

On peut donner la caféine aux enfants, sous la forme d'une potion, dans laquelle l'amertume du médicament est complètement dissimulée et dont voici la formule :

Caféine	āā 1 gr. 60
Benzoate de soude	
Vanilline	0 — 05
Sirop de Tolu	50 —
Rhum	10 —
Eau	60 —

F. s. a. — Faire prendre deux cuillerées à bouche par jour.

Mais le meilleur mode d'emploi de la caféine consiste à l'administrer par la voie hypodermique à la dose de 40 centigrammes par jour, répartie en deux injections. Cette dose est employée chez les enfants de tout âge, depuis dix-huit mois jusqu'à deux ans.

Faire précéder le bain froid d'une injection hypodermique de caféine, si le petit malade présente le moindre symptôme de faiblesse du cœur.

Ces injections sont généralement bien supportées par les enfants ; le seul accident qu'elles peuvent déterminer est une excitation cérébrale qui ne présente, d'ailleurs, aucune gravité, et n'empêche nullement de poursuivre le traitement (1).

ANASARQUE.

Germain Sée.

Prescrire :

Lactose .... 500 gr.

En dix doses. Une dose pour 1 litre d'eau. Prendre

(1) Voy. *Toniques du cœur*, p. 221.

2 litres de ce mélange dans les vingt-quatre heures.

Potain.

Prescrire la digitale, la caféine, le strophantus.

ANÉMIE.

Potain.

Anémie hémorragique. — La première indication est de traiter la dyspepsie par le régime lacté, les amers.

Ensuite attaquer directement l'anémie par le fer et l'arsenic, ce dernier étant, dans ce cas, un excellent médicament.

Jaccoud.

Prescrire :

Tartrate ferrico-potassique	2 gr. 50
Rhum	àà 100 gr.
Sirop d'écorces d'oranges amères	

A la dose de deux cuillerées à bouche par jour.

Hayem.

Anémie pernicieuse progressive. — Au début, donner le fer, lorsque la maladie n'est pas encore très avancée dans son évolution.

Mais à une période avancée, et surtout à la phase extrême, le fer est manifestement insuffisant. Il s'agit, en effet, d'activer la formation des hématoblastes.

Dans ce cas, le médicament de choix, c'est l'arsenic. L'arsenic doit être administré par la bouche, sous forme de liqueur de Fowler, à la dose de X à XX gouttes par jour; on peut même, s'il est bien supporté, aller jusqu'à XXX gouttes.

S'il détermine des accidents locaux sur le tube digestif, on aura recours à l'injection hypodermique quotidienne de 1/2 à 1 centimètre cube de liqueur de Fowler, modifiée par la substitution d'eau de laurier-cerise à l'eau de mélisse.

On peut l'associer au fer et il sera utile d'employer comme adjuvant l'oxygène.

Anémie des nourrissons. — Cette anémie est due ordinairement à la syphilis, à des troubles digestifs, et particulièrement à la diarrhée verte; elle se caractérise par des inégalités dans le diamètre des éléments du sang, qui sont plus notables que dans l'anémie ordinaire, et, en outre, par la présence d'assez nombreux globules rouges à noyau, qu'on ne rencontre, chez l'adulte, que dans les anémies très graves.

I. Régime. — Modifier l'hygiène dans son ensemble.

II. Traitement. — Administrer le phosphate de chaux et la liqueur de Fowler (1).

Dujardin-Beaumetz.

Anémie cérébrale. — I. Traitement interne. — Après les repas, prendre une cuillerée de sirop d'iodure de fer dans une eau faiblement minéralisée ou dans un peu d'eau de Seltz.

Le soir, en se mettant au lit, prendre une grande cuillerée de la solution suivante :

Bromure de potassium	ÃÃ 10 gr.
— de sodium.	
— d'ammonium.	
Eau distillée.	350 —

(1) Lefert, *La pratique des maladies des enfants*, article *Choléra infantile*.

Alcool; vin généreux, vin de quinquina, vin de coca, vin de kola.

La trinitrine est un médicament vaso-dilatateur, qui est utile dans les névralgies de cause anémique chez certains hypocondriaques, lorsque les troubles vaso-moteurs amènent, par leur exagération, une véritable anémie cérébrale.

On donne à l'intérieur la solution alcoolique diluée :

Solution alcoolique de trinitrine au 1/100	XXX gouttes.
Eau distillée	300 gr.

Une cuillerée à bouche, le matin, à midi, et le soir.

En injections sous-cutanées, se servir de la solution suivante :

Solution alcoolique de trinitrine au 1/100	XXX gouttes
Eau distillée de laurier-cerise	10 gr.

La seringue contient III gouttes de trinitrine. La dose ordinaire sera de I à III gouttes.

II. Traitement externe. — Chaque semaine, prendre deux bains sulfureux et, si la saison le permet, une douche froide de dix à vingt secondes, suivie d'une douche chaude sur les pieds.

Transfusion du sang.

Jules Simon.

Prescrire :

N° 1. Perchlorure de fer	V à VI gouttes

Donner cette dose, tous les jours, dans l'eau pure ou dans l'eau sucrée.

N° 2. Liqueur de Fowler	ãã 10 gr.
Tartrate ferrico-potassique	

X gouttes avant le repas.

Nº 3. Arséniate de soude	0 gr.	10
Sirop de quinquina	400	—

Une cuillerée à soupe avant chaque repas.

Laveran.

Prescrire :

Fer réduit par l'hydrogène ... 0 gr. 20 à 0 gr. 50

A prendre chaque jour dans un peu de vin.

On peut donner des pilules de Blancard (protoiodure de fer) deux à quatre par jour; ou des dragées de Rabuteau, quatre à six par jour.

Henri Huchard.

Prescrire :

Tartrate ferrico-potassique		10 gr.
Extrait de gentiane		8 —
— thébaïque	àâ	0 — 25
— de noix vomique		

F. s. a. cent pilules. — Deux pilules avant chaque repas.

Anémie cérébrale. — Administrer les opiacés, et surtout le chlorhydrate de morphine, en injections hypodermiques, à doses assez élevées dès le début, 1 ou 2 centigrammes au moins.

Albert Robin.

L'anémie constitue l'un des éléments morbides que revendique la balnéation chlorurée sodique.

Les anémies ne sont pas toutes justiciables de la médication martiale, et, dans certains cas, il faut recourir aux arsenicaux. Il n'existe pas un moyen clinique de déclarer, avant tout traitement, que le fer convient à tel anémique et l'arsenic à tel autre. Mais la chimie des échanges permet de diviser les anémiques en deux classes :

La première comprend les *anémiques qui ont des échanges azotés diminués et une oxydation amoindrie* ; chez eux, le coefficient d'oxydation azotée s'abaisse à 75 pour 100 en moyenne, au lieu du chiffre normal 80 à 82 pour 100.

La seconde classe renferme les *anémiques dont les échanges et les oxydations azotés sont augmentés* et dépassent la normale précédente.

Or, le fer accroissant les oxydations et l'anémie les diminuant, il s'ensuit que la médication ferrugineuse convient aux anémiques de la première classe, et que ceux de la seconde classe doivent être soumis à une médication arsenicale par exemple.

Il est facile d'appliquer ces données à la cure des anémies par la balnéation chlorurée sodique. Cette médication, envisagée dans son ensemble, accroît le coefficient d'oxydation de 4,2 pour 100; elle accroît la désassimilation azotée de 17,2 pour 100; on devra donc se garder de l'employer dans le traitement des anémies du second groupe.

La chimie des échanges indique encore le moment précis où l'on doit interrompre la cure. En effet, l'augmentation des échanges azotés et des oxydations subsiste et s'accroît encore après la fin de la cure; il ne faut donc pas attendre, pour l'interrompre, que les oxydations soient montées à un taux invariable, il faudra cesser le traitement quatre ou cinq jours après que le coefficient d'oxydation azotée dépasse de 3 à 4 pour 100 son taux initial.

ANESTHÉSIE CHEZ LES CARDIAQUES.

E. Barié.

En principe, s'abstenir de donner du chloroforme, surtout dans les maladies aortiques, l'angine de poitrine, l'artério-sclérose du cœur et en général dans les affections valvulaires.

En pratique, il y a des exceptions, à condition de prendre de nombreuses précautions et surtout de recourir à la chloroformisation goutte à goutte.

ANÉVRISMES.

Potain.

TRAITEMENT EXTERNE. — 1° *Applications de glace.* — Lorsqu'on se trouve en face d'une tumeur anévrismale, chaude, recouverte d'une peau rouge, animée de battements intenses, faire des applications de glace d'une façon continue. On obtient presque toujours un soulagement immédiat.

a) *Contre-indications.* — A côté des avantages que présente cette méthode, il faut signaler quelques inconvénients :

D'abord, chez certains sujets, l'application continue de la glace est très douloureuse.

De plus, le froid peut devenir la cause d'accidents broncho-pulmonaires.

Enfin lorsqu'on a affaire à un malade dont la peau qui recouvre la tumeur anévrismale est amincie, fortement enflammée et présente par suite une circulation sanguine très défectueuse, il y a lieu de craindre le sphacèle.

b) *Technique.* — Pour éviter ces dangers, placer la

glace, cassée en petits fragments, dans une vessie de caoutchouc; n'en introduire qu'une petite quantité à la fois, pour ne pas trop peser sur la tumeur. De plus, recouvrir le sac de glace d'une couche de ouate assez épaisse pour le préserver de la condensation habituelle de la vapeur d'eau contenue dans l'air atmosphérique, à la surface extérieure du sac. Cette condensation pourrait, en effet, amener l'écoulement d'une certaine quantité d'eau froide à travers les vêtements du malade.

Ainsi employé, ce traitement devient d'une innocuité absolue.

2° *Compression.* — Exercer des compressions méthodiques.

3° *Injections.* — Pratiquer des injections de perchlorure de fer.

Anévrisme de l'aorte. — I. TRAITEMENT INTERNE. — L'iodure de potassium est presque le seul moyen efficace que l'on ait contre l'anévrisme de l'aorte, pour certains cas, et cependant il est encore trop souvent négligé alors que l'on pourrait en tirer parti.

Avec la médication iodurée, tantôt la guérison a été complète, tantôt il n'y a eu qu'une amélioration.

Mode d'administration. — Donner le médicament à petites doses (50 centigr. à 1 gr. d'iodure de potassium), continuer au moins dix-huit mois pour obtenir un résultat satisfaisant; la suspension prématurée amène la reprise des accidents.

Il y a des sujets chez lesquels l'application de ce traitement est réclamée plus spécialement. On a de plus grandes chances de réussir, lorsqu'on a affaire à un syphilitique avéré; mais alors administrer des doses d'iodure de potassium beaucoup plus fortes, en y associant le traitement mercuriel.

Employer les iodures alcalins à l'intérieur.

Choisir de préférence les sels de soude : ils n'ont

point les inconvénients des sels potassiques; ils sont moins stimulants. La dose quotidienne sera faible : 50 à 60 centigrammes. Plus élevées, les doses provoquent des accidents gastro-intestinaux, sont mal tolérées et ne produisent point de résultats thérapeutiques meilleurs.

La durée du traitement sera longue.

La rétrocession des anévrismes de l'aorte dans les cas les plus heureux, et sous l'influence des iodures, ne doit point faire suspendre définitivement la médication iodurée. Des altérations ultérieures menacent et se produisent sous des influences pathologiques ou autres. Cette éventualité impose aux praticiens la ténacité et l'obstination thérapeutiques comme un devoir.

L'iodure est le meilleur remède curatif des anévrismes. Il réussit quand la tumeur est syphilitique. Il réussit encore lorsqu'elle ne l'est pas; donc l'indication de son emploi est formelle.

Mais l'iodure n'agit qu'à la condition de prescrire en même temps une hygiène sévère.

II. Régime. — Conseiller le repos : il ne faut pas fatiguer les vaisseaux.

L'alimentation sera lactée autant que possible, pour éviter toute fatigue stomacale, et médiocrement copieuse, pour éviter l'excitation cardio-vasculaire.

Verneuil.

Anévrismes de l'aorte. — La méthode de Moore a été employée chez trente-quatre malades et sur ce nombre, trente sont morts du fait même de leur opération, les quatre derniers ont succombé peu de temps après.

Dix-huit fois l'opération a été pratiquée pour des anévrismes de l'aorte thoracique, quatre fois pour ceux de l'aorte abdominale, une fois pour ceux du tronc brachio-céphalique, trois fois pour des anévrismes intéressant la crosse de l'aorte et le tronc brachio-céphalique, trois fois pour des anévrismes de la sous-clavière, une fois pour l'anévrisme de l'artère poplitée.

Certains opérateurs ont employé des fils d'une longueur invraisemblable, tels que 67 mètres dans un cas, 150 dans un autre.

Il faut réagir contre une opération, qui a constamment donné de mauvais résultats, quelles que soient les conditions dans lesquelles elle a été faite. Il est vrai que les contre-indications posées par Moore, telles que les anévrismes disséquants ou sacciformes, n'ont pas toujours été observées.

L'expectation, aidée d'un traitement interne par l'iodure de potassium, est la méthode de choix.

Germain Sée.

Prescrire l'iodure de potassium.

Dieulafoy.

Anévrismes syphilitiques de l'aorte. — Si l'on soupçonne à l'anévrisme une origine syphilitique, donner l'iodure de potassium à hautes doses et faire des frictions mercurielles largement administrées.

Continuer longtemps ce traitement.

Cette médication calme les symptômes douloureux et dyspnéiques.

Proust.

Anévrisme de l'aorte. — Traiter localement l'anévrisme de l'aorte par l'électropuncture.

Le Dentu.

Anévrismes du tronc brachio-céphalique. —

I. Traitement médical. — Il doit être essayé, avant de recourir à une intervention chirurgicale.

II. Traitement chirurgical. — Il ressort des statistiques que les ligatures isolées des grosses artères du cou ne donnent pas de bons résultats.

Mais la ligature simultanée de l'artère carotide primitive et de la sous-clavière droite produit une amélioration marquée.

Les opérateurs ont lié tantôt les vaisseaux du côté droit, tantôt ceux du côté gauche; mais c'est la ligature de la carotide primitive et celle de la sous-clavière droite qui semblent avoir donné les meilleurs résultats.

Cette double ligature doit être pratiquée en une seule séance.

Néanmoins, il est peut-être nécessaire de lier la sous-clavière gauche, quand la tumeur anévrismale se développe vers les gros vaisseaux de ce même côté.

Terrier.

Anévrismes cirsoïdes. — On divise en quatre catégories les méthodes réellement curatives de l'anévrisme cirsoïde :

1° La première renferme les procédés qui arrêtent la circulation dans la tumeur, en interrompant le courant sanguin dans le tronc principal, dans les troncs secondaires ou dans les rameaux qui alimentent l'anévrisme.

Tous sont inefficaces. La ligature de l'une des carotides primitives ou même des deux pour les tumeurs du cuir chevelu, la ligature double de la carotide primitive, la ligature des troncs secondaires pratiquée seulement pour les anévrismes cirsoïdes des membres, la ligature ou l'oblitération des vaisseaux de la tumeur par l'acupressure, la ligature élastique sous-cutanée n'ont pas donné de succès.

2° La deuxième catégorie comprend les procédés qui ont pour résultat la destruction de la tumeur elle-même.

La cautérisation au fer rouge ou par les caustiques n'est applicable qu'aux anévrismes de petit volume.

Il en est de même pour l'extirpation par le couteau et l'anse galvaniques.

L'amputation au bistouri est un procédé qui, avec nos moyens actuels d'hémostase, la forcipressure surtout, donne de remarquables guérisons. Les pinces à pression continue, posées au cours de l'opération, rendront inutiles les ligatures préalables nécessitées par l'abondance des hémorragies. Cependant il est des cas où il ne faut avoir recours au bistouri qu'après échec des autres méthodes ; par exemple, lorsque l'angiome rameux recouvre tout le cuir chevelu, ne devrait-on pas scalper le malade pour espérer réussir? Dans certaines tumeurs cirsoïdes des membres, les désordres sont si profonds que l'amputation a dû être employée comme ultime ressource.

3° La troisième catégorie renferme les procédés qui modifient la tumeur cirsoïde, en y faisant coaguler le sang.

L'électropuncture a donné quelques succès, mais elle expose aux hémorragies.

On a eu recours au séton, à la ligature de la tumeur sur des aiguilles.

La liqueur de Piazza, le perchlorure de fer ont été employés en applications à la surface de la tumeur, en injections dans l'anévrisme, et cette méthode est une des meilleures : malheureusement il peut survenir des escarres assez étendues, suivies d'hémorragie et, malgré la quantité considérable d'injections pratiquées, des échecs nombreux ont été enregistrés.

4° Enfin la quatrième catégorie consiste dans la méthode mixte, où plusieurs des procédés précédents peuvent être simultanément employés.

Une ligature préalable du tronc principal ou des branches qui alimentent l'anévrisme, diminue l'afflux du sang.

Puis la cautérisation, la compression, les injections de perchlorure de fer, l'acupuncture termineront ce que la première opération a commencé.

Dujardin-Beaumetz.

Anévrismes de l'aorte.—I. TRAITEMENT GÉNÉRAL. — Administrer d'abord :

Iodure de potassium................	15 gr.
Eau distillée.......................	250 —

Chaque cuillerée contient 1 gramme de sel.

Commencer par une cuillerée, augmenter et atteindre 3 à 6 grammes par jour.

II. TRAITEMENT LOCAL. — 1° *Électrolyse.* — Employer une pile à courants constants et des aiguilles fines en fer doux, enveloppées supérieurement d'un enduit protecteur.

2° *Électro-puncture.* — Employer la méthode de Ciniselli modifiée :

Enfoncer perpendiculairement dans la poche de la tumeur une série de petites aiguilles en acier (deux au début, puis quatre ou cinq) lentement, par pression et rotation.

La plaque métallique, représentant l'électrode négative, est appliquée sur la cuisse ou sur le thorax.

On met en contact le pôle positif avec la première des aiguilles.

Au bout de cinq minutes, on déplace le courant, on met la première aiguille en rapport avec le pôle négatif, la deuxième avec le pôle positif et ainsi de suite.

On retire alors les aiguilles lentement et avec précautions.

Prescrire ensuite l'immobilité, et combattre l'inflammation due aux piqûres par des compresses d'eau boriquée ou par des applications de glace sur la tumeur. Plusieurs séances sont nécessaires ; les faire à un mois d'intervalle.

3° *Corps coagulants*. — Introduire dans la tumeur des corps coagulants.

Constantin Paul.

L'acupuncture simple d'une artère entraînant à sa suite une légère inflammation de la paroi du vaisseau qui la rend plus résistante, il faut pratiquer l'acupuncture du sac anévrismal.

Se servir dans ce but d'aiguilles japonaises en or ou en argent, très fines. En introduire deux, trois ou quatre, suivant le volume de la tumeur, à 1 centimètre de distance les unes des autres, à l'aide d'un conducteur.

La tumeur anévrismale diminue de volume, et les battements disparaissent.

Legroux.

Anévrismes de l'aorte. — I. Régime. — Maintenir le malade dans le calme et le repos.

Tenir le ventre libre.

Éviter la chaleur, l'humidité.

II. Traitement externe. — Si le sujet est vigoureux, pratiquer des émissions sanguines répétées, tous les deux ou trois jours.

Sangsues à l'anus.

III. Traitement interne. — Favoriser la coagulation du sang dans la tumeur par l'usage de l'acétate plomb.

Prescrire :

Acétate de plomb	} àà	4 gr.
Guimauve pulvérisée	}	
Sirop de sucre		Q. S.

Pour quarante pilules, une le matin et une le soir en élevant peu à peu jusqu'à cinq ou six.

Sevestre.

Anévrismes de l'aorte. — L'électrolyse, dans les anévrismes de l'aorte, est une méthode rationnelle; pratiquée avec les précautions nécessaires, elle ne parait pas entraîner les accidents que l'on pourrait craindre *a priori*. Elle a, dans un certain nombre de cas, procuré une amélioration notable, quelquefois même la guérison.

Néanmoins on ne doit pas y recourir d'emblée, avant de connaître nettement les différentes particularités du diagnostic et d'avoir précisé les indications. C'est une méthode encore à l'étude; il y aura lieu d'examiner d'une façon comparative les résultats fournis par le procédé de Ciniselli et celui d'Anderson.

D'après les recherches actuelles, il semble que le procédé d'Anderson expose moins à des accidents, mais par contre il est moins actif.

A. Guinard.

Anévrismes du tronc brachio-céphalique. — Le seul traitement chirurgical efficace des anévrismes du tronc brachio-céphalique est la ligature de la carotide primitive et celle de l'artère sous-clavière, en dehors des scalènes.

Cette double ligature doit être pratiquée dans la même séance (ligature simultanée des deux troncs).

Elle s'applique également à la cure des anévrismes de l'origine du tronc innominé, de l'origine de la carotide primitive et de la sous-clavière, et même de la crosse de l'aorte.

D'ailleurs le diagnostic de ces diverses variétés d'anévrismes est le plus souvent impossible. Les symptômes tirés de l'état du pouls et des compressions du voisinage sont presque toujours illusoires et trompeurs.

Les accidents opératoires sont nuls, et les accidents nerveux ultérieurs (hémiplégie tardive) peuvent être prévus.

L'hémiplégie tardive est due non pas à une embolie, mais à une thrombose ascendante progressive partant de la ligature.

Cette thrombose se produit fatalement quand le système carotidien gauche est oblitéré ou notablement insuffisant, ce qu'on pourra toujours diagnostiquer par l'absence du pouls temporal gauche et la violence du pouls carotidien droit.

La ligature de la sous-clavière sera toujours inefficace quand les collatérales intrascaléniques seront très hypertrophiées. Ce développement excessif des collatérales sera diagnostiqué quand l'anévrisme est très volumineux et quand la compression digitale de l'artère ne modifie pas les pulsations radiales.

En dehors de ces deux contre-indications formelles (oblitération du système carotidien gauche et hypertrophie du réseau collatéral en cas de tumeur très volumineuse), cette opération de ligature simultanée donne, d'après les statistiques récentes, près de 100 pour 100 de guérisons.

Le meilleur fil à employer pour ces ligatures est le gros fil de soie tressée (soie de Czerny) n° 4 ou 5.

ANGINE DE POITRINE.

Potain.

L'angine de poitrine, causée par une lésion des coronaires, peut guérir, car l'altération de l'aorte qui entraîne parfois le rétrécissement est susceptible de disparaître.

I. Traitement. — Le traitement devra être continué un an, dix-huit mois et plus et aura pour base l'emploi de l'iodure de sodium, aux doses de 30 à 60 centigrammes par jour, en plusieurs fois.

On emploiera une solution à 2 pour 100, et on suspendra l'usage du médicament pendant huit jours, au bout de trois semaines d'administration, pour le prescrire ensuite de nouveau et continuer de la même manière, sans se lasser.

II. Régime. — Le malade devra éviter tout ce qui peut exagérer l'activité cardiaque.

Germain Sée.

Angine de poitrine vraie. — I. Pendant la crise. — Injections sous-cutanées avec :

Antipyrine	50 centigr.
Eau distillée	50 —

Inhalations avec :

N° 1. Pyridine	4 à 5 gr.

sur une assiette.

N° 2. Pyridine	X gouttes.

dans une bouteille de 1 litre.

II. Après la crise. — Prescrire :

Antipyrine........................ 3 à 4 gr.

en deux cachets médicamenteux.

III. Dans l'intervalle des accès. — Iodure de sodium, bromure de potassium, belladone, révulsifs cutanés.

Fausse angine de poitrine. — L'iodure de potassium y trouve encore plus d'une de ses meilleures indications.

Peter.

I. Régime. — Hygiène sévère : proscrire le tabac, les boissons alcooliques, le café, le thé.

Éviter le vent, la marche sur un plan incliné.

Éviter les émotions, le jeu.

II. Traitement interne. — Combattre les tendances à l'hypertension artérielle.

Avant les repas, une cuillerée à soupe de la solution suivante :

Chlorhydrate de morphine.......... 4 centigr.
Eau distillée.......................... 200 gr.

Distraire le pneumogastrique stomacal du malade par l'eau fraîche, les biscuits, les bonbons.

Administrer :

Bromure de potassium.............. 1 à 4 gr.

Au moment des accès, prescrire : chloral, éther, nitrite d'amyle, trinitrine.

III. Traitement externe. — Révulsion locale, à l'aide d'un cautère appliqué dans la région préaortique.

Sangsues ou ventouses scarifiées sur la région douloureuse.

Tous les deux jours, badigeonnages à la teinture d'iode.

Dujardin-Beaumetz.

I. TRAITEMENT INTERNE. — Prescrire la ciculine :

Bromhydrate de cicutine...........	0 gr. 50
Alcool...........................	1 — 50
Eau de laurier-cerise..............	23 —

Un gramme ou XX gouttes correspondent à 0 gr. 02 de cicutine. On injecte un quart de seringue pour commencer et l'on augmente graduellement la dose.

Potion avec :

Morphine.........................	0 gr. 01
Teinture de Veratrum viride.........	X gouttes.

II. TRAITEMENT EXTERNE. — Inhalations de nitrite d'amyle.

Saignée du bras, ventouses scarifiées précordiales, sinapismes aux membres inférieurs.

Lavement de chloral.

Constantin Paul.

I. TRAITEMENT INTERNE. — Prescrire.

Extrait de belladone..............	1 à 5 centigr.

Pour une pilule.

Liqueur de Fowler, de IV à VIII gouttes.

II. TRAITEMENT EXTERNE. — Faradisation sèche des points douloureux.

Injections hypodermiques de morphine.

Frictions sur la région précordiale avec la teinture de datura.

Hydrothérapie progressive : frictions au drap mouillé d'abord, puis lotions à l'éponge, douches en jet sur la colonne vertébrale, le tronc et les membres, enfin bains de piscine.

Lancereaux.

I. Prophylaxie. — Rechercher avec soin et combattre dès leur origine les lésions aortiques ou autres, susceptibles de donner naissance à l'angine de poitrine, afin d'éviter la propagation de ces lésions au plexus cardiaque.

L'*aortite paludique* devra donc être surveillée avec soin et traitée en conséquence, car elle est une des principales conditions anatomiques de l'*angor pectoris*; il en sera de même de tout autre désordre qui pourrait, à un moment donné, altérer les nerfs du cœur.

Les excès de tabac, dont l'action sur les nerfs semble peu contestable, seront évités principalement par les rhumatisants et les goutteux, dont le grand sympathique est très excitable.

Quant aux troubles digestifs, qui sont fréquemment l'occasion d'accès angineux, ils seront combattus par des moyens appropriés (1).

II. Traitement des crises. — Il visera forcément le système nerveux; son but sera de combattre le désordre matériel ou purement fonctionnel des nerfs cardiaques. Ceux-ci, dans l'aortite paludique surtout, se trouvent irrités par la présence d'éléments conjonctifs embryonnaires développés à leur pourtour ou même dans leur profondeur, et comme l'iodure de potassium a la propriété de s'opposer au développement définitif de ces éléments, il en résulte que son emploi est nettement indiqué.

Lorsqu'il n'existe qu'un simple trouble fonctionnel, il y a lieu de recourir à d'autres agents, parmi lesquels la quinine, le salicylate de soude, l'antipyrine auront la première place, en raison de leur puissante action sur le système nerveux.

(1) Voyez Lefert, *La pratique des maladies de l'estomac*.

Il est nécessaire, en tous cas, de calmer le plus promptement possible les douleurs intenses de l'angine de poitrine et l'un des meilleurs moyens est l'emploi modéré d'injections hypodermiques de morphine.

Enfin quelques gouttes de nitrite d'amyle et d'iodure d'éthyle versées sur un mouchoir laissent échapper des vapeurs, dont l'aspiration est des plus utiles au moment des crises, car elle soulage, non seulement la douleur, mais encore la dyspnée qui l'accompagne.

Basée sur le déterminisme de l'élément histologique affecté, cette thérapeutique est tout à la fois rationnelle et scientifique; si donc elle n'a pas toujours l'utilité que voudrait le médecin, il faut néanmoins reconnaître qu'elle met le médecin à même de rechercher par l'expérimentation des agents plus efficaces que ceux qui sont aujourd'hui à notre disposition.

Henri Huchard.

I. Traitement interne. — 1° *Pendant l'attaque.* — Pour combattre l'attaque, inhalations de nitrite d'amyle. Commencer par III gouttes, pour arriver plus tard à V ou VI gouttes.

Le nitrite d'amyle ne possède aucune propriété antinévralgique, mais il agit seulement à titre de médicament vasculaire, grâce à ses propriétés vaso-dilatatrices.

2° *Dans l'intervalle des attaques.* — L'accès terminé, faire prendre, tous les jours, pendant huit ou quinze jours, X gouttes de la solution alcoolique au 1/100 de trinitrine :

Solution alcoolique de trinitrine au 1/100.............	XXX gouttes.
Eau distillée.................	300 gr.

Mêler. — Administrer trois cuillerées à dessert par jour. On pourra aller jusqu'à trois cuillerées à soupe par jour.

La trinitrine favorise la circulation des parois du cœur, et prévient ainsi les attaques. Au début, l'employer à faibles doses.

Donner aussi l'iodure de sodium et l'iodure de potassium :

Nº 1.	Iodure de sodium..............	12 gr. 50.
	Eau distillée	125 —

Une cuillerée à café contient 0 gr. 50 d'iodure. Deux à quatre cuillerées par jour.

Nº 2.	Iodure de potassium........ }	àâ 5 gr.
	— de sodium.......... }	
	Extrait de strophantus	0 — 01
	Eau distillée	100 —

Deux à trois cuillerées à café par jour.

Condamner l'emploi interne de la cocaïne.

II. Traitement externe. — 1º *Hydrothérapie.* — L'hydrothérapie doit être employée en dehors des accès, sous forme de douches légères de très courte durée, en commençant par des douches tièdes à jet brisé et en n'arrivant que progressivement à la douche froide.

On doit se garder de la diriger d'abord sur la paroi précordiale, qu'il ne faudra pour ainsi dire qu'effleurer, mais il faudra surtout porter son action sur les membres inférieurs.

Repousser l'enveloppement avec le drap mouillé, et les lotions froides; ces pratiques, à cause de la sensation de saisissement et de froid qu'elles déterminent, produisent des accès angineux.

2º *Vésicatoires.* — On obtient de bons effets de l'application d'un vésicatoire sur la région précordiale.

3° *Faradisation.* — Pratiquer la faradisation du pneumogastrique, pendant la crise.

Angine de poitrine à forme asphyxique. — Il est des cas d'angine de poitrine où le malade ne meurt pas subitement, mais dans lesquels il est pris de dyspnée avec œdème pulmonaire, qui amène la mort en trois, quatre ou six heures.

Dans ces cas, combattre la douleur par les injections de morphine est au moins inutile et fait perdre un temps précieux; la douleur n'est pas l'accident le plus important de l'angine de poitrine : c'est la syncope.

L'indication n'est pas ici, en effet, de calmer la douleur, mais de soutenir par tous les moyens possibles le cœur défaillant.

Il faut agir rapidement et s'adresser immédiatement aux toniques cardiaques: injections répétées de camphre, d'éther, de caféine, de trinitrine, et inspirations de nitrite d'amyle.

La caféine en injections hypodermiques est surtout utile dans les cas graves d'angine de poitrine où la faiblesse cardiaque constitue le principal danger, par suite de la tendance à la *cardiectasie* que présentent souvent les cœurs des angineux. Mais la médication caféique s'adresse à l'adynamie cardiaque et nullement au syndrome angineux (1).

E. Bucquoy.

Dans l'angine de poitrine, c'est-à-dire dans une maladie où l'action du strophantus est généralement peu favorable, on obtient cependant avec ce médicament des résultats assez satisfaisants.

1. Voyez *Adynamie cardiaque*, p. 9, et *Toniques du cœur*, p. 221.

AORTE (AFFECTIONS DE L').

Dujardin-Beaumetz.

Prescrire les potions suivantes :

N° 1.	Bromhydrate de cicutine cristallisée	0 gr. 30
	Eau de menthe	50 —
	— distillée	250 —

Une cuillerée à bouche.

N° 2.	Solution alcoolique de trinitrine à 1/100	XXX gouttes
	Eau	300 gr.

Trois cuillerées par jour : matin, après-midi, soir.
Faire des injections hypodermiques avec :

N° 1.	Bromhydrate de cicutine cristallisée	0 gr. 50
	Alcool	1 — 50
	Eau de laurier-cerise	23 —
N° 2.	Caféine	2 gr.
	Benzoate de soude	3 —
	Eau	6 —
N° 3.	Chlorhydrate de morphine	1 gr.
	Eau distillée	50 —

X à XX gouttes.

E. Barié.

Si l'on veut administrer les iodures sous forme pilulaire, conseiller la préparation suivante, qui, malgré la déliquescence des iodures alcalins, se conserve parfaitement et, au bout de plusieurs semaines, possède encore toute sa consistance et toutes ses propriétés thérapeutiques.

L'iodure de sodium, plus déliquescent que l'iodure de potassium, doit être séché à l'étuve. On l'associe ensuite, non à l'extrait thébaïque qui renferme toujours une petite quantité d'eau qui ramollirait la masse, mais à l'opium :

Iodure de sodium	15	centigr.
Térébenthine de Bordeaux	5	—
Opium brut	1	—

Pour une pilule : six à huit par jour.

Cette médication est destinée surtout aux affections aortiques, car il est préférable d'éviter l'opium dans les maladies mitrales.

AORTITE.

Potain.

Aortite aiguë. — Administrer l'iodure de potassium à petites doses (de 50 centigr. à 1 gr.).

A l'iodure de potassium préférer l'iodure de sodium :

Iodure de sodium	2 gr.
Eau distillée	100 —

F. s. a. — Prendre une cuillerée à café, trois fois par jour, avant le repas, dans une tasse d'infusion de feuilles d'oranger.

Ces doses réussissent à faire résoudre l'aortite, alors que les doses massives ne donnent aucun résultat.

Cette médication, pour être efficace, doit être suivie, non pas pendant quelques semaines seulement, mais durant plusieurs mois. Elle peut être employée, par exemple, pendant les trois premières semaines de chaque mois et suspendue pendant les huit derniers jours.

Aortite chronique. — Dans les cas où s'est produite une guérison définitive de l'aortite chronique, la durée du traitement ioduré a dû être, en moyenne, de dix-huit mois.

Dieulafoy.

Aortites aiguë et chronique. — I. TRAITEMENT EXTERNE. — Les émissions sanguines, sangsues et ventouses scarifiées, les révulsifs, vésicatoires et pointes de feu, cautère, les injections sous-cutanées de morphine forment l'ensemble du traitement.

II. TRAITEMENT INTERNE. — Prescrire l'antipyrine. L'iodure de potassium doit être administré à doses élevées et continues dans l'aortite aiguë et chronique.

Aortite syphilitique. — A l'iodure de potassium, on associe les frictions mercurielles, si l'on suppose que l'aortite est d'origine syphilitique.

Dujardin-Beaumetz.

Aortite et dégénérescence athéromateuse. — I. TRAITEMENT GÉNÉRAL. — Prescrire la solution iodurée suivante :

Iodure de potassium..............	15 gr.
Eau..........................	250 —

Une cuillerée à café, à prendre dans un verre de bière ou dans du café noir sucré, au déjeuner et au dîner. Porter graduellement la dose d'abord à une cuillerée à dessert, puis à une cuillerée à bouche.

En cas d'intolérance, substituer l'iodure de sodium à l'iodure de potassium aux mêmes doses.

Analgésiques, antithermiques (antipyrine, exalgine).

II. TRAITEMENT LOCAL. — Médication révulsive : pointes de feu, vésicatoire.

Henri Huchard.

Aortite aiguë. — I. TRAITEMENT EXTERNE. — Comme il s'agit d'une maladie inflammatoire, on fera usage des moyens antiphlogistiques et des révulsifs, mais sans en abuser : émissions sanguines locales, applications de sangsues et de ventouses scarifiées; teinture d'iode, pointes de feu, vésicatoires et cautères.

II. TRAITEMENT INTERNE. — 1° *Iodures de potassium et de sodium*. — La médication spéciale de l'aortite aiguë est l'iodure de potassium.

Il faut lui préférer l'iodure de sodium, qui, tout en possédant les propriétés résolutives et fondantes des iodures, n'a pas l'action nocive des sels de potassium sur le cœur.

On doit prescrire d'emblée une dose quotidienne de 1 à 2 grammes.

2° *Nitrite d'amyle*. — Il faut encore combattre les phénomènes angineux et l'ischémie vasculaire. C'est ici que le nitrite d'amyle rend de grands services, en faisant cesser le spasme artériel et en combattant les tendances syncopales.

3° *Morphine*. — La morphine peut être utile, en atténuant les douleurs et la dyspnée. Elle est pour l'aorte ce que la digitale est pour le cœur. Elle fait disparaître la douleur, diminue la dyspnée et atténue les dangers de l'anémie cérébrale.

4° *Chloral*. — Le chloral doit être prescrit avec prudence, en raison de son action nocive sur le cœur.

5° *Inhalations chloroformiques*. — L'emploi des inhalations chloroformiques ne doit pas être proscrit absolument contre les crises de dyspnée et de douleur si fréquentes dans les affections inflammatoires de l'aorte. Mais on doit les faire à doses petites et répétées, en surveiller l'emploi et ne pas oublier qu'un des grands dangers des inhalations chloroformiques prolongées est l'anémie cérébrale, à laquelle sont si souvent exposés les malades atteints d'affections aortiques.

6° *Bromures, sulfonal et uréthane.* — Contre les symptômes nerveux et l'insomnie, recommander les bromures, à la dose de 2 à 4 grammes par jour, le sulfonal, par cachets de 1 gramme tous les soirs, ou encore l'uréthane (carbamate d'éthyle), à la dose de 2 à 4 grammes.

7° *Digitale.* — A la dernière période, quand la phase d'asystolie est ouverte, la digitale rend d'incontestables services contre les complications cardiaques, mais non pas contre l'aortite.

Il faut l'employer sous forme de macération ou d'infusion à petites doses (10 à 15 centigr. par jour pendant deux à quatre jours) ou encore sous forme de digitaline cristallisée (XL à L gouttes de la solution au 1/1000 pendant un jour et en une seule fois).

On peut associer la poudre de digitale à la jusquiame, sous forme de pilules, renfermant chacune 5 centigrammes de chaque substance.

8° *Purgatifs et diurétiques.* — Enfin, faire usage de purgatifs et de diurétiques, modificateurs indirects de la circulation, et modérateurs de l'encombrement vasculaire.

III. Régime. — La dyspnée étant à la fois d'origine mécanique et toxique, le régime lacté répond à deux indications à la fois et produit des effets remarquables.

Boire le plus de lait possible.

Le malade doit craindre les excès d'alimentation, les viandes épicées.

S'abstenir de thé, de café, de liqueurs fortes, de tabac.

Enfin il doit éviter les émotions, les exercices plus ou moins violents et les efforts.

Aortite chronique. — I. Régime. — Laitage.

II. Traitement interne. — Iodures.

III. Traitement externe. — Révulsion sur la paroi cardio-aortique.

Aortite syphilitique. — Donner l'iodure de potassium, à la dose de 3 à 4 grammes par jour, dans tous les cas où l'on soupçonne une origine syphilitique.

Albert Robin.

Le traitement doit viser, d'une part les symptômes douloureux, d'autre part la maladie elle-même.

1° Contre les *crises douloureuses*, recourir aux divers agents thérapeutiques suivants :

A. La révulsion *loco dolenti*, à l'aide des pointes de feu ou des vésicatoires.

Si l'on emploie les pointes de feu, les appliquer en plusieurs séances, en ayant soin, chaque fois, de n'intéresser qu'une partie de la région douloureuse.

Si c'est le vésicatoire, qu'il soit de petite dimension, large tout au plus comme une pièce de 2 francs et renouvelé tous les deux jours.

B. Les frictions pratiquées sur la région avec la teinture éthérée de digitale. Quelle qu'en soit l'interprétation (action inhibitrice ou autre), c'est un calmant précieux.

C. L'opium :

a) D'abord en application extérieure, sous forme de chlorhydrate de morphine (1 centigr.), dont on saupoudre la surface dénudée par le vésicatoire ;

b) Puis à l'intérieur, une fois connue la tolérance du malade pour ce médicament.

Prescrire alors la poudre d'opium brut, soit dans un suppositoire contenant 10 centigrammes de poudre d'opium, associée à 1 centigramme d'extrait de belladone, soit en pilules contenant chacune 5 centigrammes de poudre; le malade en prendra une à chaque repas (c'est après le repas, en effet, que les aortiques souffrent le plus).

On peut encore faire usage de la morphine en injections sous-cutanées, à l'aide d'une solution composée avec l'eau de laurier-cerise.

D. L'antipyrine peut aussi rendre de grands services, administrée en injections hypodermiques, associée à une très petite quantité de morphine.

E. Enfin, le bromure de potassium ou mieux encore les polybromures, mais à très faibles doses, trouveront ici leur indication.

Prescrire la potion suivante :

Bromure de potassium	} àà 5 gr.
— d'ammonium........	
— de sodium	
Sirop d'éther	40 —
Eau de laurier-cerise	15 —
Hydrolat de valériane..........	Q. S. p. 200 c.c.

On donnera cinq à six cuillerées par jour.

2° Contre l'*aortite elle-même*, nos ressources se réduisent à peu près à l'iodure de potassium qu'on doit donner à petites doses (25 centigr. deux fois par jour), en prolongeant son usage aussi longtemps que le malade pourra le supporter.

Quelquefois on se trouvera bien d'associer à ce médicament l'arseniate de soude, à la dose de 2 milligrammes pris au déjeuner, tandis que l'iodure sera réservé pour le dîner.

H. Rendu.

I. Traitement interne. — Chercher à supprimer les changements brusques de pression qui se produisent du côté de la circulation cérébrale.

L'opium donné à petites doses et d'une façon prolongée aura de bons effets.

On peut aussi recourir à la trinitrine :

Solution alcoolique de trinitrine à 1/100	III gouttes
Eau	100 gr.

A prendre matin et soir.

Enfin l'iodure de potassium, à la dose de 0 gr. 50 à 2 grammes par jour, peut agir sur le processus athéromateux. Continuer l'usage de ce médicament réguèrement pendant deux mois.

Mais l'iodure de potassium doit être manié avec prudence.

II. Traitement externe. — A ce traitement, on peut adjoindre les pointes de feu et les vésicatoires volants.

La respiration redevient facile; les souffles cardiaques disparaissent, l'aortite guérit.

ARTÉRIO-SCLÉROSE.

E. Bucquoy.

Dans les périodes avancées des affections cardiaques, surtout quand il existe en même temps que l'artériosclérose des lésions rénales, ne pas prescrire le strophantus, ses effets étant généralement nuls.

On pourrait cependant employer le strophantus si on voulait avoir un médicament qui servît de pierre de touche et permît ainsi de mesurer le degré de la dégénérescence cardiaque.

Constantin Paul.

Prescrire l'élixir d'adonidine, selon cette formule

Tannate d'adonidine	0 gr. 10
Sirop d'écorces d'oranges......	45 —
Alcool de mélisse............	45 —
Eau distillée	90 —

Une cuillerée à soupe, matin et soir.

Henri Huchard.

I. PROPHYLAXIE. — Remplir les deux indications suivantes :

1° Supprimer de l'alimentation toutes les substances renfermant des éléments toxiques ;

2° Prescrire une alimentation renfermant le moins possible de ptomaïnes.

II. TRAITEMENT. — Dans certains cas d'artério-sclérose, lorsque le muscle cardiaque commence à faiblir, qu'il y a *hyposystolie* et qu'apparaissent déjà des stases et des œdèmes périphériques, donner l'iodure, dépresseur de la tension, ce serait dépasser la mesure, car la tension artérielle est déjà au-dessous de la normale.

1° *Digitale et spartéine*. — C'est alors que l'on peut recourir aux toniques du cœur (1) : digitale ou spartéine par exemple, associées à l'iodure : les premières soutiendront le cœur, le dernier combattra les lésions artérielles. Dans ce but, prescrire les formules suivantes :

N° 1.	Poudre de feuilles de digitale..	2 gr.
	Iodure de sodium	4 —

Faire quarante pilules. Prendre trois ou quatre pilules par jour.

N° 2.	Iodure de sodium..........	4 gr.
	Sulfate de spartéine........	1 —
	Poudre de réglisse.........	Q. S.

(1) Voyez plus loin, *Toniques du cœur*, p. 218.

Faire quarante pilules. Prendre quatre à six pilules par jour.

2° *Adonidine.* — L'adonidine, administrée à la dose de 2 à 3 centigrammes, élève la tension artérielle, régularise et ralentit les battements du cœur, augmente la diurèse et fait disparaître les hydropisies.

Elle est indiquée dans les affections aortiques, l'artério-sclérose.

On l'emploie à la dose de 5 milligrammes. Ne pas dépasser 2 centigrammes par jour.

Vertige des artério-scléreux. — Prescrire un traitement, basé sur cette idée qu'il faut modifier la tension artérielle.

Les deux principaux agents à lui opposer sont : l'iodure de sodium et la trinitrine.

ARTÉRITE.

Dieulafoy.

Artérite cérébrale syphilitique. — Quelle que soit l'époque à laquelle apparait cette localisation de la syphilis, le traitement mixte doit toujours être institué.

Administrer les préparations mercurielles et l'iodure de potassium, avec intensité et sans retard, car une attente de quelques jours peut permettre aux lésions nécrobiotiques du cerveau de devenir irrémédiables. Le traitement doit donc être mis en œuvre, quand cela est possible, dès les premiers symptômes effectifs et même dès les premiers symptômes précurseurs.

I. Traitement externe. — En fait de traitement mercuriel, les frictions à l'onguent mercuriel paraissent le moyen le plus certain, le plus énergique et le plus facile à manier.

Pratiquer tous les jours une friction avec 5 ou 6 grammes d'onguent mercuriel.

Le malade entretiendra la propreté de la cavité buccale par les soins les plus minutieux ; il faut, en effet, éviter ou retarder le plus possible, la gingivite, ou la stomatite mercurielle, de façon à prolonger aussi longtemps que possible le traitement.

II. Traitement interne. — Donner, en même temps que les frictions mercurielles, le chlorate de potasse, à l'intérieur, à la dose de 5 à 4 grammes par jour.

En même temps que les frictions mercurielles, on administre l'iodure de potassium, à doses rapidement croissantes, de 2 à 10, 12 et 15 grammes par jour. L'intensité du traitement est une condition indispensable au succès.

Il vaut mieux donner de très fortes doses, quitte à les suspendre de temps en temps, que de donner de petites doses, qui auraient l'inconvénient de ne pas agir assez rapidement.

Parfois le succès vient couronner cette médication, mais il ne faut pas se hâter de porter un pronostic trop favorable, car on s'exposerait à des mécomptes.

Les lésions artérielles de la syphilis sont de celles qui résistent parfois au traitement spécifique le mieux conduit, et alors même qu'elles paraissent guéries ou voisines de la guérison, les reprises, les rechutes, les récidives du mal sont à redouter.

Lancereaux.

L'indication thérapeutique varie avec la phase plus ou moins avancée du processus anatomique.

Tout d'abord, lorsqu'il existe un simple épaississement des parois aortiques, l'iodure de potassium est l'agent qu'il faut préférer. On l'administre à la dose de 2 ou 3 grammes pendant plusieurs mois. A la fin de chaque mois, ce médicament devra être suspendu durant huit à dix jours, et deux ou trois purgatifs seront prescrits, afin de favoriser son élimination.

Le calomel à doses fractionnées, et même des frictions mercurielles seraient sans doute ajoutées, avec avantage, à l'emploi de l'iodure de potassium, mais mon expérience personnelle ne me permet pas d'être affirmatif sur ce point.

En tous cas, il importe de surveiller les fonctions digestives et de les activer si elles sont ralenties, de combattre l'anémie habituelle dans ces conditions. C'est alors que l'hydrothérapie, si la lésion vasculaire n'a pas dépassé sa première phase, peut être d'une certaine utilité.

Plus tard, il y aura avantage à continuer l'emploi de l'iodure de potassium, mais ce médicament est incapable de combattre les dilatations anévrismales consécutives à l'aortite.

Il vient même un moment, lorsque le cœur est secondairement affecté, où il importe de supprimer l'iodure.

Il faut s'occuper alors de l'insuffisance cardiaque, si nettement révélée par l'hyperémie stasique du foie, et la combattre par les moyens appropriés, l'éther et la digitale principalement.

Un repos physique et moral aussi complet que possible sera toujours indiqué.

S'il survient des crises d'angine de poitrine, il y aura lieu de chercher à les arrêter (1).

L'emploi de la morphine, en injections, à la dose de 1 à 2 et même 3 centigrammes, est, en pareil cas, le moyen le plus efficace, celui qui éteint le plus rapidement la souffrance, sans aucun danger, à la condition de l'employer à une dose faible qu'on élève ensuite peu à peu selon le besoin.

(1) Voyez *Angine de poitrine*, p. 27.

ARYTHMIE CARDIAQUE.

Potain.

La digitale, la caféine, le strophantus sont indiqués, avec cette restriction que, lorsque le muscle cardiaque est atteint de dégénérescence, on doit être discret dans l'administration de la digitale.

Il faut, dans tous les cas, prendre comme objectif l'état du myocarde.

Prescrire la digitale à petites doses, avec des précautions infinies :

Alcool à 90°	3 gr. 50
Digitaline amorphe de Homolle	0 — 02

On la prescrit à la dose de X à XXX gouttes, à prendre dans la journée.

On peut encore prescrire la digitaline cristallisée de la façon suivante :

Digitaline cristallisée	0 gr. 10
Glycérine neutre à 30°	33 c. c.
Eau distillée	14 —
Alcool à 95°	Q. S. p. 100 c. c.

F. s. a. — Administrer la digitaline à la dose massive de 1 milligramme (1 c. c.) ou XL gouttes de la solution titrée, dont la densité est celle de l'eau, en une seule fois.

Si la diurèse est insuffisante, on peut donner encore un demi-milligramme (XX gouttes) le lendemain ou le surlendemain.

On peut donner la caféine avec toute confiance.

Constantin Paul.

L'extrait de muguet a une action un peu lente, mais réelle, comme tonique du myocarde (1). Ce n'est qu'après huit à dix jours qu'apparait toute l'efficacité du médicament, marquée surtout en cas d'arythmie cardiaque.

Il faut préférer l'extrait de muguet à la convallarine et à la convallamarine, produits absolument infidèles et souvent sans action.

Au lieu de donner l'extrait en pilules, prescrire la formule suivante :

Thym.	5 gr.
Eau.	200 —

Faire infuser, filtrer et ajouter :

Extrait aqueux de muguet	10 gr.
Sirop d'écorces d'oranges.	80 —

Le malade prendra par jour 50 grammes (un verre à liqueur) de cette solution.

On peut l'étendre d'eau, si le goût parait trop amer.

Henri Huchard.

Dans certaines arythmies, telles que le pouls à rythme couplé et tricouplé alternant, ne pas donner la digitale, parce qu'elle n'est pas susceptible d'améliorer la maladie, et q 'au contraire elle aggrave les accidents.

Dans ces cas, la pause diastolique, déjà ralentie, serait, non sans danger, augmentée par la digitale.

(1) Voyez *Toniques du cœur*, p. 218.

ASCITE.

Albert Robin.

I. Traitement médical. — Les indications thérapeutiques sont les suivantes :

1° *Favoriser la disparition de l'ascite*, ou du moins, entraver son accroissement, en provoquant des évacuations liquides abondantes par l'intestin et le rein d'où l'emploi des purgatifs drastiques (électuaire diaphœnix, en particulier).

L'*électuaire diaphœnix* est composé des substances suivantes :

Pulpe de dattes	250 gr.
Amandes douces mondées	112 —
Poudre de gingembre	8 —
Poivre noir	8 —
Macis	8 —
Cannelle	8 —
Safran	3 décigr.
Daucus de Crète	8 gr.
Fenouil	8 —
Rue	8 —
Turbith	125 —
Scammonée d'Alep	48 —
Sucre	250 —
Miel épuré	1000 —

Employer aussi des préparations diurétiques (acétate et nitrate de potasse, oxymel scillitique).

2° *Traiter la sclérose* elle-même, à l'aide de l'iodure de potassium (dose maxima : 1 à 2 gr. par jour).

Réaliser ces différentes indications, en formulant la prescription suivante :

a) Premier jour :

Électuaire diaphœnix	15 gr.

b) Deuxième jour :

Iodure de potassium	1 gr.
Acétate de potasse	4 —
Nitrate de potasse	4 —
Oxymel scillitique	30 —
Infusion de fleurs de genêt	Q. S.

Pour une potion de 125 grammes ; à prendre dans les vingt-quatre heures.

c) Troisième, quatrième et cinquième jours : renouveler la même potion, pendant trois jours.

d) Sixième jour :

Électuaire diaphœnix	15 gr.

II. Traitement chirurgical. — Ponctionner l'ascite avec toutes les précautions antiseptiques voulues, lorsque, par son abondance, elle deviendra un obstacle à la diurèse.

III. Régime. — Régime lacté.

Il faut en effet *combattre l'accumulation des substances irritantes ou toxiques* dont l'élimination, dans l'état physiologique, incombe au foie : par conséquent, favoriser la diurèse par le régime lacté.

ASTHME CARDIAQUE.

Germain Sée.

I. Traitement. — Prescrire :

Sulfate de spartéine	0 gr. 50
Sucre de lait	5 —
Sirop simple	Q. S.

M. — En cinquante pilules de 0 gr. 01 ; prendre cinq à dix pilules par jour.

Faire prendre, avant le dîner, la potion suivante :

Bromure de sodium..............	25 gr.
Sirop d'aconit..................	50 —
Infusion de houblon..............	250 —

Deux cuillerées à soupe.

II. Régime. — Régime lacté exclusif (3 ou 4 litres par jour).

Constantin Paul.

Employer la solanine contre l'asthme cardiaque. La dose journalière est de 15 milligrammes à 3 centigrammes, soit par la voie buccale, soit par la voie hypodermique.

1° Cachets :

Solanine......................	1 gr.
Sucre	1 —

Pour dix cachets.

2° Pilules :

Solanine......................	2 gr.
Extrait de gentiane.............	1 —
— de réglisse	Q. S.

Pour vingt pilules.

3° Sirop :

Solanine......................	2 gr.
Acide chlorhydrique............	X gouttes
Sirop simple..................	150 gr.
Essence de menthe.............	1 goutte.

4° Solution hypodermique :

Solanine.......................	2 gr.
Acide chlorhydrique............	11 gouttes.
Eau distillée..................	18 gr.

Henri Huchard.

Prescrire :

Infusion de poudre de digitale ...... 0 gr. 15

ASYSTOLIE.

Potain.

1° *Digitale.* — La digitale est le médicament de choix c'est à elle qu'il faut tout d'abord avoir recours ; mais il ne faut pas se contenter de la prescrire sans en surveiller l'administration.

La digitale est très efficace; la manière d'administrer le médicament a une grande importance.

Lorsque les troubles viscéraux sont peu profonds et ne se compliquent pas de lésions hépatiques ou rénales avancées, on a avantage à prescrire d'emblée une dose massive. On donnera donc 50 centigrammes de poudre en infusion, en deux doses dans la journée, ou bien 60 centigrammes de macération de digitale dans du sirop de sucre.

La même prescription pourra être répétée le lendemain et le surlendemain; puis on devra s'arrêter, quel que soit l'effet obtenu.

Chez les enfants, qui sont très sensibles à l'action du médicament, il ne faut pas dépasser le quart des doses indiquées.

Même en prenant ces précautions, on obtiendra souvent des effets différents, tant la préparation de la poudre de digitale est variable ; mais on n'observera pas d'accidents.

Si l'on est sûr de la provenance de la digitale, on peut donner l'infusion de poudre, la macération de feuilles ou de poudre; sinon, on aura recours à la digitaline.

2° *Digitaline.* — Avec la digitaline, on pourra agir encore plus énergiquement.

La digitaline de Nativelle sera employée à la dose unique de 1/2 milligramme, une fois pour toutes.

Administrer au malade une seule dose de digitaline en une seule fois. Cette dose est de 1 milligramme de digitaline cristallisée, préparée suivant le procédé de Nativelle; en voici la formule :

Alcool........................	10 c. c.
Eau...........................	10 —
Glycérine.....................	5 —
Digitaline....................	25 milligr.

Chaque centimètre cube de la solution représente exactement 1 milligramme de digitaline.

Après cette dose unique, on constate, au bout de quarante-huit heures en moyenne, des effets tonicardiaques et diurétiques très marqués, qui se continuent pendant plusieurs jours, plus ou moins, suivant les cas et au bout desquels il faut ou renouveler la dose, ou administrer la digitale par un autre procédé, suivant les résultats qu'on veut obtenir.

On peut aussi prescrire avec avantage la digitaline de Petit, en solution alcoolique; donner L gouttes comptées au compte-gouttes normal équivalant à 1 milligramme de substance active.

3° *Caféine.* — La caféine est le plus puissant des excitants du système nerveux.

Elle ne doit pas être prescrite avant la digitale ou concurremment avec elle. Elle en diminuerait ou en annihilerait l'effet.

Germain Sée.

Prescrire l'iodure de potassium, surtout dans les états asystoliques dépressifs du cœur.

L'iodure a une action spécifique sur la circulation cardiaque et artérielle, et il n'est pas toxique à doses modérées.

Prescrire :

Extrait de scille....................	1 gr.
Scille pulvérisée....................	0 — 50

F. s. a. dix pilules. — Faire prendre six à dix pilules par jour.

Dans certains cas, purgatifs drastiques : eau-de-vie allemande, 30 grammes.

Jaccoud.

Prescrire une infusion de digitale :

Feuilles concassées de digitale.	0 gr. 20 à 1 gr.
Eau bouillante........................	120 —

Laisser infuser pendant vingt minutes, puis sucrer avec du sirop de sucre ou du sirop d'écorces d'oranges, à la dose de 30 grammes.

A prendre dans les vingt-quatre heures, pendant cinq jours, en ayant soin de diminuer chaque jour la dose.

Tarnier.

Asystolie dans la grossesse. — I. TRAITEMENT PRÉVENTIF. — Comme médication préventive : le lait. Il faut prévoir le péril des auto-intoxications alimentaires et prévenir par la diurèse celui de l'accumulation des toxines dans le sang.

On déconseillera, en principe, le mariage aux filles

en puissance de cardiopathie et la gravidité aux femmes en menace d'asystolie.

II. Traitement médical. — Que faire dans un cas d'asystolie chez la femme enceinte? On hésite : cela s'excuse par la gravité du pronostic; il faut aller au plus pressé. L'heure viendra de traiter la cardiopathie; actuellement, c'est à combattre la crise d'asystolie qu'il y a urgence de s'attacher.

Une saignée, même peu abondante (250 à 300 gr.), est indiquée. Elle procure une détente immédiate; le pouls s'abaisse numériquement, les respirations reviennent au type normal. C'est une saignée déplétive.

Mais si les accidents sont moins menaçants, on peut manœuvrer à revers, et, au lieu de s'adresser à l'encombrement vasculaire, renforcer le cœur. C'est l'œuvre de la digitale, de la caféine et de la médication artérielle.

Il y a bien aussi les ventouses, comme moyen de déplétion locale, l'oxygène contre la dyspnée.

III. Traitement obstétrical. — Provoquera-t-on l'accouchement quand l'asystolie résiste au traitement et menace? Oui, assurément.

L'accouchement à terme offre des dangers de mort.

L'accouchement provoqué en présente sans doute, lui aussi, mais de moins graves. Des deux périls, on choisit le moindre. Prévoyant de redoutables éventualités, l'accoucheur avisé ne laisse pas ignorer le risque que l'on court encore, même en intervenant, de voir la parturiente succomber pendant l'acte opératoire.

Dieulafoy.

Donner un médicament qui soit diurétique, sans épuiser le rein et qui soit toni-cardiaque, sans épuiser le cœur. Ce médicament, c'est le *vin diurétique de Trousseau*, qui est une préparation admirable, car elle contient toutes les substances éminemment diurétiques, ainsi qu'il ressort de la formule suivante :

Vin blanc..........................	4 litres
Alcool à 90°........	500 gr.
Baies de genièvre.................	300 —
Acétate de potasse	200 gr.
Digitale...........................	60 —
Scille.............................	30 —

Prescrire une ou deux grandes cuillérées de ce vin diurétique, à prendre tous les jours dans une solution de lactose.

E. Bucquoy.

Le strophantus atténue, quand il ne les fait pas disparaître, les symptômes de l'asystolie.

On peut encore prescrire la digitale à doses décroissantes. Au bout de quatre ou cinq jours, on cesse l'emploi du médicament, et on prescrit, pour continuer l'action diurétique, le régime lacté.

Quatre ou cinq jours après la suppression de la digitale, il peut être utile de donner le vin diurétique de la Charité, à la dose quotidienne de trois à quatre cuillerées à soupe.

Après quinze jours de suspension de la digitale, on peut la reprendre.

Lancereaux.

Asystolie d'origine valvulaire ou myocarditique. — Prescrire :

Poudre de scille....	āā 1 gr.
— de scammonée.........	āā 1 gr.
— de feuilles de digitale	āā 1 gr.

F. s. a. vingt pilules. — Prendre : quatre pilules dans la journée, durant trois ou quatre jours, en augmentant la dose jusqu'à six ou huit, puis cesser durant plusieurs jours, pour les reprendre si la diurèse et la régularité des battements cardiaques ne sont pas suffisantes.

Ces pilules provoquent souvent de la polyurie et de la diarrhée. La diarrhée amène un certain degré de dégorgement du foie et du système veineux de l'abdomen; en même temps, la digitale agit sur le cœur et en renforce la systole.

Inhalations de nitrite d'amyle.

Fernet.

Prescrire l'infusion de digitale, suivant cette formule :

Feuilles concassées de digitale	0 gr. 20.
Eau	150 à 200 —
Sirop de menthe..................	Q. S.

Prendre cette infusion en trois ou quatre fois dans les vingt-quatre heures, une demi-heure avant les repas.

Henri Huchard.

I. Traitement. — Dans l'asystolie avec dyspepsie ou état gastrique, la digitale n'agit qu'après un purgatif.

Prescrire en injections hypodermiques :

Caféine....................	3 gr.
Benzoate de soude..............	3 —
Eau distillée................	6 —

Faire trois ou quatre injections hypodermiques par jour.

Injections d'éther ou d'ammoniaque, trois à six par jour.

S'il y a lieu, paracentèse et scarification des œdèmes.

II. Régime. — Repos physique et moral.

Aliments de digestion facile.

Albert Robin.

Prescrire d'abord une injection sous-cutanée de caféine.

Si le rein est atteint, prescrire la solution suivante :

Lactose	40 gr.
Acétate de potasse	1 —
Iodure de potassium	1 —
Eau	1000 —

Deux litres de cette boisson par jour.

Si on n'obtient pas d'effet, recourir à la digitale.

ATHÉROME.

Dieulafoy.

I. Traitement. — Le traitement, quelle que soit la cause de l'athérome, devra être basé sur l'emploi des iodures alcalins.

II. Régime. — Régime lacté.

BATTEMENTS DU CŒUR.

Potain.

L'irrégularité et la fréquence parfois excessive des battements du cœur nécessitent l'intervention des médicaments cardiaques.

Employer la digitale, s'il s'agit surtout d'arythmie et de tachycardie (1).

Prescrire la caféine, si l'affaiblissement des battements du cœur et la dilatation aiguë de l'organe semblent prédominer.

Donner le strophantus, si les phénomènes d'anxiété et d'angoisse précordiale l'emportent sur les perturbations objectives.

Peter.

Prescrire :

Feuilles de digitale pulvérisées . . .	ââ 0 gr. 15
— de scille pulvérisées	
Calomel	

En trois paquets. — A prendre de demi-heure en demi-heure.

Albert Robin.

TRAITEMENT PAR LA DIGITALE — 1° *Mode d'action.* — La digitale ralentit-elle les battements du cœur ? accélère-t-elle, au contraire, ces battements ? en un mot, la digitale est-elle l'opium, est-elle le quinquina du cœur ?

En réalité, et c'est là l'explication de ces opinions

(1) Voy. *Arythmie*, p. 46, et *Tachycardie*, p. 215.

divergentes, à doses faibles, la digitale ralentit le cœur; à doses fortes, elle l'accélère. A faibles doses, elle augmente la tension artérielle et la diurèse; à hautes doses, elle les diminue. A faibles doses enfin, elle diminue, bien qu'augmentant la tension vasculaire et accélérant plutôt la respiration, les échanges azotés de l'organisme et abaisse la quantité d'urée. Aussi, chez les cardiaques soumis à la digitale, est-il utile de restreindre la quantité?

En réalité, en thérapeutique, il ne faut employer la digitale qu'à doses faibles, pour ralentir le pouls, augmenter la tension artérielle, la diurèse, l'énergie respiratoire.

A doses fortes, elle constitue un médicament peu maniable, dangereux.

Ce serait, par exemple, un mauvais moyen que d'employer une forte dose de digitale pour accélérer les battements d'un cœur ralenti.

2° *Mode d'administration*. — L'action irritante locale de la poudre de digitale est très marquée. Aussi, dans son administration par l'estomac, faut-il donner des doses faibles fractionnées et rejeter l'emploi des pilules qui mettent, à un moment donné, une certaine masse de poudre en contact avec la muqueuse.

La digitale s'élimine très lentement, elle s'accumule dans l'organisme; son usage ne doit donc pas être trop prolongé.

CARDIO-AORTIQUES (LÉSIONS).

E. Bucquoy.

Dans les lésions cardio-aortiques, lorsque le cœur commence à se fatiguer, le strophantus est d'une grande utilité, alors que la digitale présente parfois des contre-indications.

CARDIOPATHIES.

Germain Sée.

I. TRAITEMENT INTERNE. — Les médicaments cardiaques peuvent être rangés dans les groupes suivants :

Médicaments toni-cardiaques : strophantus, strophantine, spartéine.

Médicaments toni-cardiaques et diurétiques : digitale digitaline, convallaria maïalis, convallamarine.

Médicaments diurétiques : caféine, théobromine, sels de potasse, lactose, vins diurétiques.

Médicaments respiratoires : iodure de potassium, morphine.

L'iodure de potassium est dilatateur et constricteur des vaisseaux.

En outre, c'est un tonique du cœur ; lorsqu'on l'injecte, les pulsations du pouls indiquent un renforcement du cœur. Il est au-dessus du strophantus, de la spartéine. Il n'est pas toxique.

L'iodure de potassium trouve son indication dans toutes les affections du cœur, excepté dans les palpitations nerveuses, dans la maladie de Basedow (goitre exophtalmique).

Éviter le fer et les toniques.

II. TRAITEMENT EXTERNE. — Éviter les eaux minérales, l'hydrothérapie et même les bains.

III. RÉGIME. — Chercher un climat moyen et uniforme, peu humide, peu venteux.

Éviter les exercices exagérés, la marche ascensionnelle, le travail cérébral excessif.

Régime azoté, antiobésique.

Permettre le café, s'il n'y a pas de palpitations.

Soigner la dyspepsie, la constipation, la pléthore abdominale.

Cœur sénile, cœur forcé. — L'iodure de potassium a une action très sure.

Cardiopathies hydropiques. — Surtout quand les malades ont un estomac normal ou hyperchlorhydrique, donner le lait par doses fractionnées formant un total de 3 ou 4 litres par jour.

Potain.

Vu la diversité des traitements à appliquer aux formes si variables des affections du cœur, il importe de distinguer d'abord les périodes de ces affections.

Il existe :

1° Une *phase aiguë initiale*, d'accidents primitifs;

2° Une *phase latente* ou *de tolérance*;

3° Une phase qu'on pourrait dénommer, en raison des multiples affections secondaires à la lésion primitive du cœur, *phase des cardiachies*.

Ces diverses périodes comportent des indications de traitement différentes.

Phase aiguë initiale. — La lésion cardiaque s'installe en quelque sorte, à la suite, soit d'une maladie aiguë infectieuse, soit d'un vice de nutrition, soit de retraits spasmodiques des vaisseaux ou d'épaississement de leurs parois amenant une hypertrophie du cœur.

Il s'agit d'étouffer si possible l'affection ou tout au moins d'en enrayer les progrès.

Dès que l'examen a révélé les indices d'une inflammation vasculaire myocardique ou péricardique, une intervention immédiate locale ou générale est nécessaire.

I. TRAITEMENT EXTERNE — Localement, on peut recourir aux ventouses scarifiées, en extrayant une quantité de sang très modérée, car l'action est imputable ici surtout à l'activité dérivative de la scarification même.

On fait suivre, à un jour d'intervalle au moins, l'application d'un vésicatoire de 8 centimètres sur 10 environ, recouvert de papier Joseph huilé (pour éviter les phénomènes cystiques).

Si même l'inflammation est médiocre, ou le malade faible, on usera du vésicatoire sans ventouse.

Lorsque l'affection semble entrer en résolution, on substituera aux vésicatoires, des applications iodées : coton iodé, papier iodogène, teinture d'iode, pommade iodurée ainsi formulée :

Iodure	4 gr.
Axonge	30 —

En même temps qu'on utilise ces dérivatifs, on applique sur la face antérieure de la poitrine une couche épaisse de ouate hydrophile, recouverte de toile de gutta ou de batiste de Billroth, pour maintenir dans cette région une température uniforme avec quelque moiteur.

II. Traitement interne. — A l'intérieur, dès le début, on utilisera le calomel. Si l'état le permet, on donnera une dose purgative de 0 gr. 50 (avec 0 gr. 50 de poudre de scammonée), puis des doses réfractées, c'est-à-dire de 10 à 20 centigrammes, réparties en cinq doses dans la journée.

En même temps, on continuera la médication propre à la maladie en cours, cause de l'affection cardiaque : rhumatisme articulaire aigu, goutte, grippe, fièvre typhoïde.

III. Régime. — L'hygiène doit être des plus sévères, même en l'absence de mouvement fébrile.

S'il est impossible d'obtenir l'immobilisation de la partie malade, on tâchera de s'en rapprocher le plus possible.

Le séjour au lit est obligatoire.

Les malades doivent être soumis à la diète lactée

rigoureuse, à moins d'intolérance absolue et le lait pris à la dose de 1 à 2 litres, par petites portions et à intervalles d'une à deux heures au plus, de façon à éviter la moindre surcharge gastrique.

Si le lait est mal toléré, on l'étendra de quelque infusion théiforme ou d'une eau minérale alcaline légère.

On procurera du sommeil, pendant la nuit, à l'aide de quelque doux somnifère.

Enfin, on écartera du malade, autant qu'il se pourra faire, les moindres causes d'excitation morale.

IV. Traitement des complications. — La crise aiguë passée, ou bien le malade est guéri, ou bien il reste des traces de l'affection :

1° *Le malade est guéri*, il n'y a plus qu'à ménager les fonctions de l'organe et à éviter les rechutes, surtout en cas de rhumatisme.

2° *Il reste des traces de l'affection* : déformations valvulaires, dilatation des cavités.

S'il n'est pas douteux que la dilatation et les irrégularités fonctionnelles par lesquelles se signale la myocardite (1) peuvent disparaître, il n'en est pas de même des déformations valvulaires (2).

L'affection initiale aiguë ayant terminé son évolution, il en reste souvent si peu de trace que le malade se considère comme guéri. L'oreille seule du médecin peut percevoir les altérations du cœur et si un travail modéré est imposé à cet organe, il peut fonctionner encore avec régularité. Le cœur est dans un état de *myopragie*; les orifices rétrécis livrent aisément passage à la quantité de sang que le ventricule altéré par la myocardite peut encore mettre en mouvement sans effort exceptionnel.

Si même l'équilibre circulatoire se trouve momen-

(1) Voyez plus loin *Myocardite*, p. 173.
(2) Voyez plus loin, *Insuffisances aortique et mitrale* p. 161 et *Rétrécissement mitral*, p. 203.

tanément troublé, peu à peu les organes et leur système vasculaire s'adaptent à ce nouvel état de choses assez bien pour n'en pas souffrir ou du moins ne point manifester leur souffrance. On peut dire que dans cette période il existe une lésion, mais qu'il n'y a point de maladie.

Trop souvent, les traitements les mieux institués et les plus patiemment poursuivis ne parviennent à avoir raison de l'*endocardite* ou de la *myocardite* aiguës. Les souffles organiques prennent alors la place des souffles accidentels du début, peu à peu, les troubles fonctionnels s'apaisent et le malade, atteint désormais d'une lésion incurable qu'il devient inutile d'essayer de guérir, entre dans la période de tolérance.

Phase latente ou de tolérance. — HYGIÈNE. — Dans cette phase, c'est uniquement l'hygiène qu'il faut viser; cette hygiène a pour but :

1° De maintenir non seulement un état normal de santé et de tolérance, mais surtout d'écarter toute cause de perturbation capable de faire naître l'*asystolie*.

2° De reculer les limites de la *miopragie cardiaque*, afin de permettre au malade une activité profitable à sa santé générale et de reculer les bornes trop étroites de l'activité permise par l'état de son cœur.

1° *Maintenir un état normal de santé.* — Les moyens de conserver la santé générale ne sont point ici différents de ce qu'ils sont toujours : seulement ils sont plus restreints et par conséquent réclament plus d'attention et de soin.

Quant aux causes de perturbations qu'il faut écarter, ce sont :

a) Les maladies susceptibles d'amener une nouvelle atteinte d'endocardite ou de myocardite;

b) Les mouvements musculaires énergiques, qui surexcitent la circulation;

c) Les excès d'alimentation;
d) Les boissons excitantes;
e) Les agitations morales;
f) Les stimulations vénériennes.

Toutes ces causes agissent de la même façon. En tout cela, le rôle du médecin se borne à limiter l'activité du malade et à la restreindre au degré qui peut être le moins dangereux.

Il peut limiter la quantité de liquide absorbée. On évite ainsi les digestions laborieuses, très nuisibles au cœur, dont elles troublent le rythme et provoquent la dilatation.

2° *Reculer les limites de la miopragie cardiaque.* — L'exercice exige une application très méthodique et très précise. Le malade, au sortir de la période aiguë d'une affection cardiaque, est un véritable convalescent exposé ou bien à se laisser entraîner à des efforts pouvant provoquer ou hâter l'asystolie ou bien à rester, par découragement, dans une immobilité fâcheuse pour sa santé générale atténuant encore sa résistance à la maladie.

Il doit donc être soumis à un entraînement musculaire spécial et gradué, toujours accompagné de l'expiration retenue.

Au début, et surtout pour les sujets assez obèses, la gymnastique suédoise est fort utile.

Plus tard vient la marche sur un terrain en pente modérée. Il faut observer les principes d'Oertel, ses précautions minutieuses, ses indications précises sur l'inclinaison de la pente, la vitesse, la longueur à parcourir et aussi l'expiration retenue ou saccadée. Cette méthode d'expiration est véritablement utile. En effet, si l'on s'efforce, tout en montant rapidement, d'entretenir une respiration large, profonde et assez rapide, l'oxygénation du sang ne cessant de s'opérer complètement, il ne se produira aucun besoin anormal de respirer, aucune anhélation. Mais un flot de sang énorme traverse alors les muscles, dans leurs alternatives de contraction et de relâchement, et les appareils valvulaires des veines hâtent encore sa progression, comme autant de cœurs disséminés dans les membres. Ce flot, pénétrant sans obstacle dans les cavités thoraciques, se précipite avec violence vers les cavités cardiaques, les distend outre mesure et provoque des systoles énormes.

Que l'on ferme la glotte, au contraire, pendant la durée de l'ascension et que l'on contracte tous les muscles expirateurs suivant le mécanisme de l'effort, la pression élevée maintenue dans le thorax arrêtera l'afflux du sang veineux, le modérera tout au moins. De plus, le cœur étant extérieurement soutenu par la pression thoracique qui le comprime, cédera moins à l'afflux du sang, se laissera moins distendre et, n'exerçant plus sa propulsion que sur une onde sanguine modérée, cessera d'être soumis à un travail excessif. La respiration y perd, car le sang ne traverse plus le poumon en aussi grande abondance et l'air ne se renouvelle plus que d'une façon insuffisante; aussi l'insuffisance respiratoire amène bientôt l'anhélation, mais le cœur est préservé. Chez un sujet pour qui cette préservation doit être une préoccupation dominante, il est donc bien que l'effort léger ressenti par l'ascension d'une pente douce s'accompagne d'un mode respiratoire où l'inspiration soit relativement courte, l'expiration au contraire allongée et retenue, soit par une occlusion incomplète de la glotte, soit par son ouverture intermittente produisant les saccades recommandées par Oertel et qui ne sont autre chose, après tout, qu'une réduction du « han! » instinctif des boulangers.

Le degré auquel doit être porté l'exercice varie d'après chaque malade.

L'exercice est bon et convenablement mesuré, lorsque le malaise ou la fatigue qu'il a causés ont disparu avant que l'exercice soit repris.

Il est exagéré et doit être réduit, s'il laisse encore, le lendemain et au moment de le reprendre, quelque indice de perturbation que décèlent l'examen du pouls et du cœur ou la sensation du malade.

De ce règlement d'hygiène strict et approprié à chacun, dépendent la conservation et la prolongation de cet état de santé relatif, appelé *période latente* ou *de tolérance.*

Phase des cardiaques. — Les désordres circulatoires multipliés amènent des altérations secondaires dont divers organes deviennent le siège.

Il faut combattre non plus la lésion inguérissable, mais les conséquences multiples que les troubles circulatoires peuvent avoir sur le cœur lui-même et sur l'économie entière.

Cardiopathies réflexes. — On peut observer, à la suite de névralgies ou de névrites des nerfs périphériques, deux sortes d'accidents cardiaques qui peuvent être dénommés *réflexes*. Ces accidents consistent en simples névralgies cardiaques ou précardiaques, accompagnées ou non du symptôme palpitation, ou bien en une augmentation de volume du cœur constituant une hypertrophie plus ou moins marquée. Dans un cas, il s'agit de symptômes purement subjectifs; dans l'autre, d'un phénomène presque exclusivement objectif.

L'évolution de ces hypertrophies n'est pas fatalement progressive. Sous l'influence du repos, d'une médication appropriée, les troubles sensitifs disparaissent les premiers, puis l'hypertrophie rétrocède.

I. Traitement chirurgical. — La première chose à faire est de s'adresser directement à la cause, si cela est possible, c'est-à dire, recourir au traitement chirurgical si l'on a constaté la présence d'un névrome, d'un séquestre osseux, irritant les extrémités nerveuses.

II. Traitement médical. — Si rien de cela n'est possible, il faut s'adresser immédiatement au traitement médical.

Employer le bromure de potassium, qui peut rendre de réels services.

III. Traitement par la galvanisation. — Surtout pratiquer la galvanisation du plexus brachial avec des courants continus à direction périphérique et de moyenne intensité.

Peter.

I. Traitement par le lait. — Il en sera bientôt de la diète lactée dans les maladies du cœur ce qu'il en est de la digitale : dès que certains médecins constatent maintenant un souffle valvulaire, ou tout autre signe évident d'une maladie du cœur, ils prescrivent immédiatement l'usage exclusif du lait.

Évidemment la diète lactée a des effets plus nombreux qu'on ne croit.

Elle a d'abord un effet diurétique dont la conséquence physique est de diminuer la tension vasculaire, et par suite, le travail du cœur; c'est dans ce sens qu'elle est hydrauliquement bienfaisante.

Elle est encore bienfaisante, mais dynamiquement, dans cet autre sens qu'elle est un mode de traitement du foie et des reins, qui sont en voie de sclérose l'un et l'autre; le foie et les reins qui sécrètent moins activement par le fait de l'encombrement vasculaire retrouvent, sous l'influence de la diète lactée, une partie de leur activité sécrétoire. Or, cette sécrétion plus active de la bile et de l'urine est encore un moyen indirect de décharge vasculaire et, par conséquent, de diminution dans la tension artérielle, et aussi, de diminution dans le travail du cœur.

Enfin, il n'est pas plus indifférent pour le foie que pour le rein d'être traversé par un sang contenant le sérum du lait; il y a là comme une action topique salutaire au tissu atteint d'une hyperémie qui tend à la phlogose ou tout au moins à la prolifération conjonctive atrophiante.

D'un autre côté, la diète lactée n'est pas sans utilité pour l'estomac, que son hyperémie passive met dans un certain état d'impuissance digestive.

Pour toutes ces raisons, la diète lactée est bienfaisante, mais à une condition, c'est qu'elle soit tolérée par l'organe avec lequel le lait va se trouver en contact. Eh! bien, il est des cas d'intolérance à peu près absolue de l'estomac pour le lait : ainsi, beaucoup d'hommes, et surtout d'hommes âgés, ne peuvent le supporter, soit qu'il y ait dégoût insurmontable, dès le début du régime ou peu de jours après, soit, lorsqu'il n'y a pas le dégoût, qu'il y ait impuissance digestive avec vomissements ou diarrhée.

En fait, ce n'est pas parce qu'il y a un bruit de souffle au cœur, à la pointe ou à la base, qu'on doit prescrire le lait : il est surtout indiqué dans la phase des hyperémies viscérales, alors qu'il y a dyspnée plus ou moins intense, diminution de la sécrétion urinaire et commencement d'anasarque, c'est-à-dire dans la phase *dynamique*, où se produisent les troubles de l'*hématopoièse*, et qui conduit parfois assez rapidement à la quatrième phase, ou phase de *cachexie*.

La question est alors de faire tolérer le lait.

Le mieux est, si l'estomac le supporte, d'en conseiller l'usage exclusif pendant deux à trois semaines. On le donne cru, c'est-à-dire non bouilli (il se digère mieux ainsi), à la dose de 2 ou 3 litres par jour, par gorgées ou par petites tasses et non par grands bols à la fois.

Puis, au bout de ce temps, afin d'empêcher le

dégoût et pour soutenir davantage l'organisme, on diminue la dose du lait, en introduisant dans l'alimentation quelques œufs et une petite quantité de viande (poulet ou côtelettes).

Puis on revient peu à peu à l'alimentation ordinaire, que l'on continue pendant une ou deux semaines, pour reprendre ensuite la diète lactée pendant un même nombre de semaines.

De la sorte, on évite le dégoût, et l'on a les bénéfices de la médication par le lait.

Si l'estomac ne supporte pas le lait cru, on peut le lui faire accepter bouilli et associé au café le matin, puis sous forme de potages dans le cours de la journée.

Ou bien encore on peut le rendre plus agréable au goût en y ajoutant, pour les femmes, quelques gouttes d'eau distillée de laurier-cerise, et pour les hommes, une petite quantité de kirsch.

Si le lait produit des « aigreurs », on prescrira l'usage, trois fois par jour, d'un cachet contenant :

Bicarbonate de soude	25	centigr.
Craie lavée	10	—
Extrait de noix vomique	1	—

S'il provoque la diarrhée, on donnera :

Sous-nitrate de bismuth	50	centigr.
Poudre d'opium brut	1 ou 2	—

Il n'y a pas de contradiction à employer simultanément la noix vomique et l'opium, celui-ci s'adressant à la sensibilité de la membrane muqueuse et celui-là à la contractilité de la tunique musculeuse de l'appareil digestif.

II. Traitement par le lait et la digitale. — En général il est bon, lorsqu'il y a indication de recourir à la diète lactée, d'alterner cette diète avec l'usage de la digitale ; on fera bien de donner, par exemple, la digitale pendant une semaine et de faire prendre le lait les deux semaines suivantes.

On peut encore, si l'on veut prolonger plusieurs semaines l'emploi du lait, en donner une moindre quantité les jours où l'on ordonnera la digitale.

III. Traitement par la strychnine et le lait. — Conseiller la strychnine ou les préparations de noix vomique en même temps que la diète lactée (les jours où le malade ne prend pas la digitale), à la dose, par exemple, d'une à deux pilules de strychnine de 1 milligramme chacune par jour, ou de deux ou trois pilules par jour de 1 centigramme d'extrait de noix vomique.

La strychnine agit efficacement sur la contractilité du muscle cardiaque.

Jaccoud.

Cardiopathie à lésions complexes. — I. Régime. — Régime lacté absolu.

II. Traitement. — Iodure de potassium, à la dose de 2 grammes, pour obtenir le maximum d'effet; mais pour assurer la tolérance, ne le donner qu'une semaine sur deux.

Tarnier.

Cardiopathie et grossesse. — I. Traitement préventif. — Quand on est consulté par une jeune fille atteinte de maladie de cœur sur des projets de mariage, il faut lui rappeler le tableau des complications de la grossesse et lui dire : « Avec la maladie dont vous souffrez, vous pourrez, grâce à des précautions sérieuses, vivre votre vie jusqu'à l'âge ordinaire : si vous vous mariez, vous mourrez tôt. »

A la femme mariée il faut dire tout bonnement : « Ne faites pas d'enfants. »

II. Traitement médical. — D'abord on ne doit pas espérer de guérir le cœur; on ne doit pas non plus (et c'est chose déjà bien peu facile) se borner à veiller aux accidents si prompts à s'éveiller.

Quand on sent poindre l'asystolie : ventouses, saignée, digitale, caféine, oxygène.

III. Traitement obstétrical. — 1° Si la femme est en péril, faire l'avortement provoqué ou l'accouchement prématuré artificiel.

Attendre, si possible, que le fœtus soit viable.

En cas de danger imminent, provoquer l'avortement.

2° Si la femme entre en travail, à terme ou avant terme, l'empêcher de faire des efforts et hâter l'accouchement par le forceps ou la version au besoin.

3° Si la femme meurt subitement sans être accouchée, opération césarienne ou extraction du fœtus par les voies naturelles, suivant les cas.

IV. Régime. — Pour diminuer les chances que l'asystolie a de se produire, instituer un régime lacté sévère : les aliments ordinaires sont nuisibles, surtout par les ptomaïnes qu'ils contiennent, qui viennent augmenter la toxicité du sang.

Lépine.

Cardiopathies artérielles. — La caféine, prescrite à hautes doses (1 à 2 et même 2 gr. 50 par jour), a une action cardiosthénique égale, sinon supérieure, à celle de la digitale, pour les uns, inférieure, au contraire, à celle-ci dans la plupart des cas, pour les auteurs qui n'en reconnaissent pas moins que l'action de la caféine est quelquefois supérieure à celle de la digitale, à la dernière période des cardiopathies, et principalement dans les cardiopathies artérielles caractérisées surtout par la lésion du myocarde.

La simple infusion de café ne produit pas, comme

on l'a prétendu, les mêmes effets que la caféine. C'est ainsi que des infusions de thé ou de café débarrassées de leur caféine agissent sur le cœur dans un sens inverse à la caféine, qui, elle, au contraire, tend à le régulariser et à le ralentir. Cette différence d'action tient à l'existence, dans le café, d'autres agents, et principalement de son huile essentielle, la caféone.

Constantin Paul.

L'extrait aqueux de muguet est un excellent tonique du cœur, formuler ainsi qu'il suit ce médicament :

Thym	1 gr.
Eau	200 gr.

Faire infuser pendant cinq minutes et ajouter :

Extrait aqueux de muguet	10 gr.
Sirop d'écorces d'oranges amères	90 —

F. s. a. — A prendre à la dose de 50 grammes (un verre à liqueur), par jour, pendant six jours consécutifs.

Cette formule parait représenter le meilleur mode d'administration de cet extrait ; elle n'est, en effet, nullement désagréable pour le malade.

Son action est un peu lente à se produire et demande une dizaine de jours au moins.

Jules Simon.

Cardiopathies aiguës d'origine rhumatismale chez les enfants. — I. TRAITEMENT LOCAL. — Il faut recourir, au début, aux émissions sanguines, à l'aide de quatre ou cinq sangsues appliquées sur la région précordiale.

Si l'enfant n'est pas vigoureux, il vaut mieux employer les ventouses sèches ou les onctions avec :

Huile de jusquiame	20 gr.
Chloroforme........................	10 —
Extrait de ciguë..................	2 —

Recouvrir ensuite la région de ouate et de taffetas gommé.

Les vésicatoires ne sont utilisés que vers le dixième jour; on les renouvelle tous les quatre ou cinq jours; ils doivent être de petite dimension; ils restent appliqués pendant quatre à cinq heures; on les remplace par un cataplasme de fécule, et on fait le pansement avec la vaseline boriquée, pour éviter la suppuration.

II. Traitement général. — Il consiste dans l'emploi de la mixture suivante :

Teinture de scille	ãã X à XX gouttes
— de muguet.........	

On renouvellera tous les jours l'administration de cette mixture, afin de diminuer l'irritabilité du plexus cardiaque et de favoriser la diurèse.

On donne encore, pendant cinq ou six jours, 1 à 2 grammes de salicylate de soude, si le rhumatisme est en pleine activité.

Le bromure de potassium sera utilisé dans les cas de palpitations douloureuses.

III. Régime. — Prescrire le régime lacté.

Au cas où le régime lacté est mal supporté, on le remplace par des bouillons et des panades.

Lorsque la fièvre aura cessé, on permettra le poisson, les œufs et la gelée de viande.

L'affection demande environ deux mois de soins continus pour que la convalescence soit assurée.

Cardiopathies chroniques chez les enfants. — Il n'y a pas, à proprement parler, lieu de préférer un médicament plutôt qu'un autre. Ce qu'il faut avant tout, c'est un médicament rationnel qui soulage la circulation, soutienne le malade, évite les récidives et les accidents qui peuvent aggraver la maladie existante.

I. Hygiène. — Pour soulager le cœur, il faudra songer d'abord à activer la circulation générale, sans fatiguer l'organe central, et cela est de la première importance; des frictions sur les membres, du massage, de la gymnastique passive et certains exercices qui n'excitent pas le cœur rempliront cette indication.

Il faudra éviter tout ce qui peut entraver la petite circulation : rhumes, bronchites.

Il faut veiller au bon fonctionnement de la peau.

Ces recommandations paraissent banales à qui croit en la vertu seule des médicaments ; c'est là une grosse erreur et les bénéfices qu'on en retire sont de beaucoup supérieurs à ceux des médicaments cardiaques, car elles retarderont longtemps l'apparition des désordres de l'asystolie pour lesquels les médicaments cardiaques se trouvent alors indiqués d'une façon précise.

II. Traitement externe. — Doit-on espérer guérir la lésion cardiaque elle-même? Non, pas précisément, mais on peut, par un traitement approprié, écarter les appels successifs de localisation morbide sur l'endocarde et le péricarde.

Systématiquement faire des pointes de feu sur la région précordiale ou appliquer un petit vésicatoire volant à changer tous les huit à dix jours, et cela non pas contre la cause originelle de la lésion, mais pour éloigner toute poussée congestive.

Pour seconder cette révulsion, entourer la région du cœur comme s'il s'agissait d'une articulation atteinte de rhumatisme, à l'aide de ouate, de taffetas gommé, un bandage de corps maintenant le tout.

III. Traitement interne. — Donner aussi quelques médicaments.

1° *Salicylate de soude*. — Dans le cas de mouvement

fébrile, ce qui n'est pas rare chez les cardiaques chroniques, donner, pendant quatre à cinq jours, 50 à 60 centigrammes de salicylate de soude, que l'on suspend, pour le reprendre à l'occasion d'une nouvelle poussée fébrile rhumatismale.

2° *Teinture de digitale.* — Si les battements du cœur se précipitent et deviennent irréguliers, s'il y a des palpitations, si on observe un peu de tendance à la faiblesse du pouls, faire prendre pendant huit à dix jours de suite, avec un intervalle égal de repos, X à XX gouttes de teinture de digitale tous les jours.

Si l'indication devient plus formelle, c'est-à-dire si une véritable asystolie s'installe, ou est installée, ce qui est rare chez l'enfant, donner 30 centigrammes d'infusion de digitale tous les jours pendant quatre à cinq jours, avec un temps d'arrêt égal, pour éviter les effets de l'accumulation et laisser le médicament continuer son action.

3° *Iodure de potassium.* — Dans l'intervalle de la prise de ces médicaments vraiment spéciaux, recourir à l'iodure de potassium, médicament très employé contre tous les reliquats plastiques du rhumatisme. Cet agent thérapeutique jouit d'une réputation légitime, mais on en a trop abusé. Les enfants le supportent très bien, sans doute ; ce n'est pas là une raison pour leur en administrer des doses maxima dans l'espoir d'agir mieux et plus vite, car l'iodure de potassium est un médicament très actif, qui après avoir produit une excitation cardio-pulmonaire favorable à la régression des éléments déposés dans les tissus, détermine des troubles nerveux, une anémie profonde et un alanguissement de toutes les fonctions. Il faut donc le donner à la dose de 20 à 30 centigrammes, sans dépasser jamais 50 centigrammes, en le suspendant de temps à autre.

4° *Café et caféine.* — On peut aussi recommander le café et la caféine.

5° *Fer.* — Il faut proscrire les préparations martiales, car elles occasionnent souvent des palpitations et des congestions pulmonaires fâcheuses.

6° *Bromure de potassium.* — Il arrive parfois que l'on ait à soigner des petits cardiaques qui sont très nerveux. L'insomnie et les palpitations presque continues les fatiguent. Il faudra les calmer.

On peut leur donner du bromure de potassium, qui est un excellent sédatif du cœur.

Mais il faut en suspendre l'emploi rapidement, sans quoi on pourrait voir survenir des désordres inquiétants, tels que des épistaxis ou autres accidents d'anémie sérieuse. Ce sont là les inconvénients inhérents à tous les alcalins à base de potasse, et c'est pourquoi il faut les surveiller de très près.

III. Traitement général. — En outre, il faut sustenter le petit malade. Les toniques habituels suffiront.

1° *Huile de foie de morue.* — L'huile de foie de morue, prise en petite quantité pendant la saison rigoureuse, ne peut procurer des avantages sérieux que si elle est bien supportée.

2° *Arsenic.* — L'arsenic est d'un très bon usage, par exemple sous cette formule :

Arséniate de soude.	0 gr. 05
Eau distillée	250 —

Une cuillerée à café à chaque repas, en cessant le médicament au bout de quinze jours.

3° *Phosphates.* — Donner aussi des phosphates, en poudre, avec les aliments; c'est encore là la meilleure façon de les faire ingérer.

4° *Hémoglobine.* — On peut encore considérer comme un excellent tonique, l'hémoglobine qui se prend vers la fin des repas, soit sous forme de sirop, soit sous celle de vin ou de pilule — ce qui est moins pratique chez les enfants. De toute façon c'est un excellent produit dont on ne saurait trop vanter l'action reconstituante.

5° *Purgatifs.* — En même temps, bien surveiller les voies digestives. Il ne faut pas qu'il y ait d'obstacle, de trop grande tension dans l'abdomen; cela entrave la circulation et oblige le cœur à un plus grand effort, à de la fatigue. Donner un laxatif quelconque, tous les deux à trois jours; les eaux de Montmirail, ou de Châtel-Guyon, ou la magnésie, rempliront facilement ce but.

IV. Traitement par les eaux minérales et les bains de mer. — L'usage d'aller aux unes et aux autres s'est beaucoup répandu. Le médecin est donc consulté très souvent à ce sujet.

Permettre aux cardiaques d'aller à n'importe quelle espèce d'eaux, pour s'y distraire et pour y trouver les conditions d'hygiène meilleure qu'ils doivent y rencontrer.

Mais leur défendre de prendre à l'intérieur ou à l'extérieur la moindre quantité de ces eaux minérales. Que de malades s'en vont à Vichy pour une congestion hépatique, à Contrexéville pour une affection rénale, dont le point de départ est une maladie organique du cœur, et qui payent cette imprudence de la manière la plus fâcheuse !

Quant aux bains de mer, la défense doit être aussi énergique. Les bords de la mer sont aussi nuisibles aux cardiaques, ils en reviennent avec une nouvelle poussée de rhumatisme, ou d'endopéricardite et avec des attaques d'asystolie.

Henri Huchard.

I. La digitale chez les cardiaques. — 1° *Quand*

doit-on prescrire la digitale? — D'après la période des cardiopathies, le siège des lésions valvulaires; dans les palpitations et tachycardies; dans les arythmies cardiaques; dans l'artério-sclérose du cœur et l'angine de poitrine; dans l'hypertrophie cardiaque de la puberté et de la ménopause; dans les néphrites et les asystolies d'origine rénale; dans les anévrismes de l'aorte; dans le goître exophtalmique, l'endocardite aiguë, les hémorragies.

2° *Comment doit-on prescrire la digitale?* — Si l'on tient à employer la digitale en nature, il faut d'abord faire choix d'une digitale parfaitement pure et bien préparée.

Il faut employer de bonnes feuilles de digitale et les meilleures sont celles qui sont recueillies à la fin de la deuxième année, au mois de juin, et que l'on fait sécher pendant une période qui ne doit pas dépasser un an.

Il faut que ces feuilles aient été recueillies dans certaines régions élevées, exposées au soleil.

La digitale ne doit pas être employée d'une manière banale et contre toutes les maladies du cœur; il y a des indications et des contre-indications pour ce médicament.

Lorsqu'on prescrit la digitale, il faut avoir soin de faire cesser toute autre médication, et surtout de suspendre les médicaments antagonistes de la digitale, tels que : la morphine, la belladone, la quinine, l'antipyrine, les nitrites, le tannin.

Il est nécessaire, avant d'administrer la digitale, de prendre certaines précautions : il faut chercher à diminuer le trop-plein vasculaire et les résistances périphériques.

Pour cela on fera garder au malade le repos, on proscrira les efforts, la marche, les émotions, et on le soumettra au régime lacté.

Enfin on pourra faire précéder la médication par

la digitale d'un purgatif plus ou moins énergique (teinture de jalap composée, à la dose de 20 à 25 gr.).

Comme la digitale s'élimine lentement, il faut la prescrire à doses massives; on ne doit jamais la prescrire à doses croissantes, mais à doses décroissantes; en raison de son pouvoir accumulateur, il ne faut pas la prescrire pendant plus de quatre à cinq jours de suite : on cesse alors son usage, et, pour continuer l'action diurétique, on prescrit le régime lacté et le vin diurétique de la Charité, à la dose quotidienne de trois à quatre cuillerées à soupe.

Comme son action se fait encore sentir douze ou quinze jours après la suppression, il ne faut pas en reprendre l'emploi avant ce moment.

Il ne se produit jamais d'accoutumance, aussi est-il inutile d'augmenter les doses, chez les malades qui en ont pris des quantités plus ou moins considérables.

Toutes les préparations de digitale ne sont pas capables de produire à un égal degré les mêmes effets.

L'infusion n'est pas une mauvaise préparation, mais ce n'est pas la meilleure; elle n'a qu'un avantage, c'est d'être plus vite préparée, il faut la réserver pour les cas urgents.

La macération est la préparation la plus active, au point de vue de l'action diurétique.

On emploiera donc la macération suivante :

Poudre de feuilles de digitale. . 0 gr. 25 à 0 gr. 30
Eau froide . . . . 300 —

Faire macérer pendant douze heures, filtrer et sucrer avec du sirop de capillaire.

Prendre cette macération en cinq ou six fois par jour, dans l'intervalle des repas.

Si la macération est mal supportée par l'estomac, il faut alors administrer la digitale, sous forme de lavements de macération de digitale ou d'injections hypodermiques de digitaline.

II. La digitaline chez les cardiaques. — La digitaline a des propriétés diurétiques à peu près semblables à celles de la digitale, mais, pour que ces effets deviennent manifestes, cet alcaloïde doit être employé à doses suffisantes, et il faut se servir de la digitaline cristallisée de préférence à la digitaline amorphe.

A la dose de 1 à 2 milligrammes, la digitaline amorphe ne produit aucun effet diurétique; il faut, pour que la diurèse apparaisse, l'employer à la dose de 3 à 4 milligrammes, pendant deux jours environ.

Employer la digitaline amorphe sous forme de solution, plutôt que sous forme de granules, qui peuvent parfois ne pas être absorbés.

La digitaline cristallisée doit être prescrite également à doses un peu plus élevées qu'on ne le fait habituellement; ainsi, si l'on emploie la teinture à 1 pour 1000, il faut prescrire la digitaline cristallisée à la dose de 1 milligramme, dose qui représente environ 4 à 5 milligrammes de digitaline amorphe.

III. Le lait chez les cardiaques. — Chez les cardiaques, il faut prescrire le lait à la dose minima de 2 litres 1/2 et même de 3 litres par jour.

Au-dessous de ces quantités, l'alimentation devient insuffisante, pour un malade de poids moyen, et l'amaigrissement assez rapide qui en résulte, en jetant dans l'organisme des produits toxiques de dénutrition, peut contribuer encore, pour sa part, à devenir une nouvelle source d'auto-intoxication et de troubles respiratoires.

1° *Mode d'administration.* — Il ne suffit pas de dire au malade : « Buvez 3 litres de lait par jour comme vous voudrez et quand vous voudrez. »

Il faut qu'il en absorbe régulièrement une tasse de 300 grammes au moins toutes les deux heures, qu'il ne prenne pas cette quantité d'un seul trait mais en plusieurs fois et par gorgées.

En effet, lorsqu'on en prend de trop grandes quantités à la fois, le gros coagulum qui se forme dans l'estomac n'est pas tout entier attaqué par les sucs digestifs, et en passant dans l'intestin à l'état de corps étrangers, il n'est pas absorbé et provoque souvent la diarrhée.

Le lait froid est préférable au lait chaud, mais il doit être bouilli.

2° *Moyens de combattre les inconvénients du lait.* — Souvent, le laitage est mal supporté par l'estomac et l'intestin; il peut provoquer, suivant les sujets, de la diarrhée ou de la constipation, des troubles digestifs avec intolérance gastrique, un véritable dégoût, et enfin, chez quelques malades, ce régime s'accompagne d'un réel affaiblissement de forces.

Pour assurer la digestibilité du lait, il faudra parfois additionner chaque tasse d'une cuillerée à café d'eau de chaux, d'une à deux cuillerées à soupe d'eau alcaline ou encore d'un cachet de 1 gramme de bicarbonate de soude.

D'autres fois, il sera indiqué de prescrire un peu de pepsine ou de pancréatine (20 centigr.).

Enfin pour éviter les fermentations intestinales, on pourra faire prendre, avant chaque tasse de lait, cinq ou six fois par jour, un des cachets suivants, qui assurent en même temps l'antisepsie intestinale :

Benzonaphtol......................	20 gr.
Pancréatine.......................	10 —

Pour quarante cachets.

Si le lait détermine la diarrhée, ces cachets peuvent encore être utiles.

On peut cependant substituer le salicylate de bismuth au benzonaphtol.

On peut encore prescrire des cachets de 50 centigrammes de sous-nitrate de bismuth ; on en prendra un avec chaque tasse de lait.

Lorsque la diarrhée reste encore rebelle à tous ces moyens, elle peut cesser par l'emploi du lait stérilisé.

S'il donne lieu, au contraire, à la constipation, on emploiera en même temps quelques laxatifs (une cuillerée à café de magnésie anglaise tous les matins, un cachet de 50 centigr. à 1 gr. de poudre de rhubarbe, un cachet de 50 centigr. de fleur de soufre et de magnésie).

Dans quelques cas, les malades ne peuvent supporter le régime lacté. Il faut voir alors si cette difficulté ne tient pas au lait lui-même ou à l'état des voies digestives.

Certains laits sont mal digérés, parce qu'ils renferment trop de matières grasses ; il convient alors d'en changer la provenance, et, dans nombre de circonstances, on arrive ainsi à un bon résultat.

Quelquefois il est mieux digéré, lorsqu'il est écrémé.

Enfin, certains malades supportent mieux le laitage chaud que le laitage froid.

IV. La caféine chez les cardiaques. — Dans le cas de *surmenage du cœur* ou de *myocardite*, la caféine a une action tonique et excitante. En réalité, elle agit comme tonique général, comme tonique du cœur et comme diurétique.

1° *Injections hypodermiques.* — Pour éviter les abcès et la douleur, faire des injections hypodermiques très profondes et employer de préférence une solution forte qui contient 40 centigrammes de caféine par centimètre cube. Il faut injecter par jour quatre à huit seringues ; car la caféine n'agit efficacement qu'à la dose de 1 à 3 grammes.

Les injections hypodermiques de caféine remplacent

avantageusement les injections d'éther qui sont seulement douées d'une action excitante.

Toutes les fois que, dans les pyrexies et les maladies aiguës, le cœur vient à faiblir et que l'urination diminue, prescrire les injections à la dose de trois à cinq injections par jour, chaque injection renfermant 0 gr. 20 à 0 gr. 25 de caféine :

Caféine	2 gr.
Benzoate de soude	3 —
Eau distillée	6 —

Faire la solution à chaud.

Ces injections rendent les plus grands services chez les diabétiques, dans la pneumonie ou dans le catarrhe bronchique chez les vieillards et dans les formes adynamiques et cardio-vasculaires de la fièvre typhoïde.

2° *Pilules.* — On peut aussi prescrire des pilules cardiaques :

Benzoate de soude	àà 3 gr.
Citrate de caféine	
Extrait de stigmates de maïs	
Huile essentielle d'anis	III gouttes.

F. s. a. soixante pilules. — Prendre quatre pilules par jour.

Cardiopathies artérielles. — La médication doit consister, moins dans l'emploi des toniques du cœur dont on abuse, que dans la prescription des médicaments artériels ; elle doit viser les artères, pour atteindre plus sûrement le cœur, dont la nutrition est devenue insuffisante par la lésion de ses vaisseaux nourriciers.

A la période asthénique, à un stade moins avancé, au stade préasystolique, il faut s'adresser à la médication iodurée d'une façon continue, à la dose quotidienne de 1 à 3 grammes, pendant deux et même quatre ans. L'iodure est, en effet, le médicament artériel par excellence : sous son influence, le pouls gagne en amplitude, les vaisseaux périphériques se dilatent, la circulation est plus facile, la tension vasculaire enfin s'abaisse et tend à devenir normale.

Dans ces conditions, la curabilité des cardiopathies artérielles est aussi simple à comprendre que la guérison des angines vraies et de l'anévrisme aortique et la curabilité des angines vraies a eu pour corollaire la curabilité des cardiopathies artérielles.

Dans les cardiopathies artérielles, la digitaline trouve une indication très fréquente; en effet, tout cœur, dans ces conditions, est, pour ainsi dire, en imminence de dilatation; et ces accidents, qui sont passagers, au début, deviennent souvent incurables, lorsqu'ils se répètent fréquemment, car ils conduisent à une *cardiectasie* permanente. Dans ces conditions, lorsqu'il s'agit d'un cœur qui est en état habituel d'hyposystolie, prescrire, tous les quinze jours, pendant vingt-quatre ou quarante-huit heures, 1/2 à 1 milligramme de digitaline cristallisée; les effets sont aussi marqués que si l'on avait recours à la macération ou à l'infusion de digitale.

Cardiopathies valvulaires. — La digitale reste toujours le grand médicament de l'asystolie dans les cardiopathies valvulaires.

On a pensé tout d'abord qu'il y avait, dans le traitement des lésions valvulaires par la digitale, une contre-indication due à la localisation de la lésion. Et à ce sujet les avis étaient essentiellement opposés, l'accord n'étant absolu que pour l'insuffisance mitrale et l'insuffisance tricuspidienne.

B. Teissier (de Lyon) a montré le premier que la localisation n'avait aucune importance, que seule la période de l'affection cardiaque devait être envisagée.

Il n'est pas douteux, en effet, que l'état de la fibre cardiaque pose le plus souvent l'indication de la digitale. Mais il est facile d'ajouter que souvent aussi cette indication se trouve subordonnée à un certain nombre de conditions relevant de ce que j'ai appelé *le barrage* central, viscéral ou périphérique, c'est-à-dire d'une part, résultant de dilatations énormes du cœur avec tendance à la thrombose cardiaque, d'autre part, pouvant siéger dans le foie, dans le rein, ou enfin pouvant être dû à l'abondance de l'œdème.

Si le barrage est central, il faut, avant d'essayer de relever le cœur, faciliter son travail par une saignée générale de 300 à 400 grammes.

Si le malade est cardio-rénal, il faudra soigner tout d'abord le foie, le rein et surtout ne pas considérer l'albuminurie comme une contre-indication, l'albumine diminuant au contraire souvent sous la seule influence de la digitale.

Si l'obstacle enfin est périphérique et causé par un œdème dur, presque éléphantiasique, on devra pratiquer des mouchetures. L'administration subséquente de la digitale réussira alors là où elle avait échoué tout d'abord.

Cardiopathies compliquées de congestion hépatique. — Quand les affections organiques du cœur se compliquent de congestion hépatique, on pourra faire usage des pilules suivantes :

Poudre de digitale	1 gr.
Calomel	2 —
Poudre de scille	3 —
Extrait aqueux d'ergot de seigle	4 —

Pour quarante pilules. — Dose : trois à quatre pilules par jour.

Albert Robin.

Cardiopathies un peu anciennes et bien compensées. — Deux indications :

1° Maintenir l'intégrité du myocarde ;

2° Surveiller l'état gastrique.

1° *Maintenir l'intégrité du myocarde.* — La médication classique, c'est la médication iodurée. Mais pourquoi suit-on ce traitement ? Surtout par habitude ; on a prétendu aussi, mais sans preuve à l'appui, que l'iodure avait une action résolutive sur les cicatrices valvulaires qui déterminent les lésions.

Les doses généralement prescrites sont de 1 gramme d'abord, puis 1 gr. 50 à 2 grammes et jusqu'à 3 grammes. Or, à ces doses élevées, l'iodure est un *dénutritif* extrêmement actif. De ce fait, il porte son action sur le myocarde comme sur les autres tissus de l'organisme, ce qui ne peut avoir qu'une influence fâcheuse, puisque l'intégrité du myocarde est la condition primordiale du maintien de la compensation.

Mais tout autre sera l'effet thérapeutique, si on emploie de petites doses d'iodure, de 25 à 50 centigrammes. L'iodure, en effet, comme bien d'autres médicaments, par exemple comme le sulfate de quinine, l'oxyde de zinc, a une action complètement différente suivant qu'on l'emploie à doses minimes ou à doses élevées. Donc, pour obtenir une action trophique de l'iodure, il faudra l'administrer aux cardiaques à la dose de 30 et jusqu'à 50 centigrammes par jour en deux prises, une au milieu de chaque repas principal.

2° *Surveiller l'état gastrique des cardiaques.* — Ranvier a bien démontré que les fibres musculaires du myocarde nagent dans un vrai lac lymphatique. Il faut donc que le courant lymphatique ne soit gêné en rien, afin de pouvoir entraîner constamment les produits toxiques résultant du fonctionnement perpétuel du muscle cardiaque. Or, s'il existe des troubles gastriques, l'estomac distendu par des gaz pourra par compression troubler directement la circulation intime du cœur comme son fonctionnement; il pourra aussi comprimer les gros troncs lymphatiques et alors la circulation lymphatique sera gênée de ce fait et, par là même, il y aura une certaine entrave apportée au fonctionnement du système lymphatique cardiaque.

Il y a donc là une seconde et fort importante indication à réaliser chez le cardiaque en état de compensation : soigner avec soin son estomac et empêcher la production des moindres troubles dyspeptiques. On y arrivera par les moyens appropriés à cet état particulier (1).

Enfin, prescrire aux malades, lorsque cela est possible, de boire aux repas de l'eau de Saxen, qui est légèrement iodurée.

Il est possible de maintenir ainsi compensée pendant de longues années une lésion valvulaire même grave.

CHLORO-ANÉMIE.

Hayem.

I. Traitement. — Le spécifique certain est le fer. Employer de préférence les protosels et surtout le protoxalate de fer :

Protoxalate de fer................ 0 gr. 20

1. Voyez Paul Lefert, *La pratique des maladies de l'estomac*, article *Dyspepsie*.

En deux paquets ; un au début des deux principaux repas.

Au bout de cinq à sept jours, porter la dose à 0 gr. 30 et 0 gr. 40.

Au bout de six semaines à deux mois, suspendre l'administration du fer, pendant dix à quinze jours.

II. RÉGIME. — 1° *Boissons.* — Lait non bouilli, 1/3 de litre par repas. S'il n'est pas toléré, donner de l'eau pure.

Supprimer les boissons stimulantes : vins, bières, café, thé.

2° *Aliments.* — Attendre que l'appétit revienne de lui-même pour donner une alimentation réparatrice : viandes de boucherie, volailles, œufs, poissons à chair maigre, légumes verts, fruits cuits.

Restreindre l'usage du pain et des féculents.

Après chaque repas, repos de dix minutes dans la position horizontale.

Exercice très modéré.

CHLOROSE.

Potain.

Ne pas donner le fer associé au manganèse. Prescrire le manganèse à l'état isolé. Voici quelques formules :

N° 1.	Carbonate de manganèse......	10 gr.
	Extrait de gentiane...........	Q. S.

Pour cent pilules. Prendre deux ou trois de ces pilules, deux fois par jour, avant le repas.

N° 2.	Sulfate de manganèse.....	àà 10 gr.
	Iodure de potassium......	
	Miel..........................	Q. S.

Pour cent pilules vernies; même mode d'emploi que pour les pilules précédentes.

Chlorose dyspeptique. — La dyspepsie est fréquente chez les chlorotiques; elle est très précoce, de formes diverses qu'il importe de reconnaître au point de vue thérapeutique; elle peut entretenir, sinon provoquer la chlorose.

I. Régime. — La partie principale du traitement consiste dans l'hygiène alimentaire.

Les chlorotiques ne doivent pas être laissées à leurs instincts; les unes mangent toujours, les autres attendent pour manger un appétit qui ne vient pas.

Il faut imposer une discipline à ces estomacs capricieux.

Il faut surtout que la division des substances alimentaires soit complète, pour permettre au suc gastrique d'exercer plus utilement son action. Il est souvent utile d'éviter à la malade la mastication, car, pressée de faire disparaître l'aliment qui la dégoûte, elle l'avale sans le mâcher et la dyspepsie augmente.

Il faut que la viande soit très bien divisée. On se sert d'un mortier en pierre ou en bois; on passe ensuite la viande au tamis métallique, afin de ne recueillir que les parties réellement divisées.

L'ingestion de la viande se fait sous forme de boulettes, avec ou sans sucre; mais la malade se dégoûte vite de ce procédé.

Le mieux est de faire prendre la viande avec du potage, à la condition que ce mélange soit fait quand le bouillon n'est encore que tiède; si le bouillon est très chaud, la viande forme des grumeaux.

D'autres malades préfèrent mélanger cette viande avec des purées de légumes. Si la malade éprouvait encore de la difficulté à avaler ce mélange, on peut le faire cuire sans grand inconvénient.

Les chlorotiques sont toujours altérées et, pour

combattre cette soif, elles ingèrent une grande quantité de liquides, qui diluent le suc gastrique, déjà trop peu actif.

II. Hygiène. — C'est surtout le traitement hygiénique qui doit dominer dans la forme dyspeptique de la chlorose.

Il est souvent utile de conseiller un peu d'exercice en plein air, l'hydrothérapie dans la mesure où elle est possible, l'emploi des eaux thermales.

III. Traitement. — Le fer produit de bons résultats, s'il est bien toléré.

Hayem.

Chlorose hyperpeptique. — I. Régime. — 1° Soumettre la malade au repos au lit ou sur une chaise longue, pendant deux ou trois semaines, selon la gravité de l'anémie, d'autant plus que la malade est plus fatiguée et plus neurasthéniée.

2° Prescrire un régime alimentaire sévère en rapport avec l'état gastrique de la malade, caractérisé par l'analyse chimique.

Le plus souvent, le régime qui convient, consiste en une alimentation exclusivement composée de lait et de viande crue : un verre de lait écrémé, toutes les heures, et 100 grammes de viande crue râpée, à midi et à 5 heures. Ce régime est celui qui convient le mieux à l'état hyperpeptique qui est celui le plus fréquemment rencontré dans la chlorose.

Éviter de prescrire d'emblée des viandes fortes, que les malades prennent avec dégoût et qui aggravent les phénomènes gastriques.

Le repos et ce régime sont toujours acceptés avec reconnaissance par les malades, que l'on a soumises précédemment à des exercices fatigants, à des marches prolongées, à la gymnastique, et que l'on a forcées à absorber des aliments plus ou moins faciles à digérer et des médicaments de toutes sortes, quinquina, etc.

Continuer le régime pendant un certain temps, puis, quand l'appétit se réveille, faire prendre trois repas composés d'aliments faciles à digérer, ceux qu'on prescrit dans l'hyperpepsie.

Au bout d'un mois, sauf pour les cas les plus intenses, la malade a repris ses couleurs et a recouvré en partie ses forces; la laisser alors se lever, d'abord deux heures, puis quatre, puis six heures par jour, puis toute la journée.

Après cinq à six semaines, on a obtenu la guérison.

II. Traitement. — Au bout de ce temps, revoir l'état dyspeptique.

Si l'état gastrique est très accusé, on peut se trouver en présence de l'un de ces deux états opposés :

Ou hyperpepsie avec hyperchlorhydrie nette et dilatation stomacale ou même compliquée d'ulcère.

Ou bien hypopepsie, due à une gastrite chronique, quelquefois très intense, occasionnée par diverses causes : régime mal compris ou abus de médicaments.

Dans ces deux cas, les malades doivent, avant tout, être considérées comme des dyspeptiques et traitées comme telles.

Avant de donner du fer, traiter d'abord la dyspepsie (1); grâce au traitement continué pendant quatre, cinq ou six semaines, on aura une notable amélioration dans l'état gastrique; alors seulement on fera intervenir le fer.

1° *Fer*. — Si l'hyperpepsie, qui s'accompagnait de dilatation stomacale et des troubles évolutifs qui lui sont propres, a diminué, donner alors du fer.

1. Voyez Paul Lefert, *La pratique des maladies de l'estomac*, article *Dyspepsie*.

Le fer est le médicament en quelque sorte spécifique de l'anémie.

Dans cette maladie le déficit du fer dans le sang, s'élève communément à 2 gr. 50 ou même 3 grammes, quantité considérable que les malades retrouvent d'autant moins facilement dans les aliments qu'elles ont le plus souvent des troubles digestifs. D'où la nécessité d'introduire dans l'organisme du fer en nature, pour reconstituer l'hémoglobine et rendre normale l'évolution des hématies.

Pour atteindre ce but, il est nécessaire d'employer des préparations de fer solubles et non pas comme on l'a cru pendant longtemps, des préparations insolubles.

Donner ce métal à l'état de protosels et éviter les persels qui coagulent l'albumine et exagèrent la dyspepsie. Le protochlorure, le protolactate et le protoxalate : telles sont les formes chimiques à recommander; mais plus spécialement le protoxalate, qui (c'est un fait empirique) est mieux supporté que les autres.

a) Mode d'administration. — Au début, pour mettre à l'épreuve la tolérance gastrique, un seul cachet avant chacun des deux repas principaux. La tolérance étant reconnue, élever la dose à quatre cachets par jour.

En raison de sa solubilité dans le suc gastrique et de sa transformation en perchlorure insoluble à l'état naissant, donner le protoxalate de fer en cachets, à la dose de 20 à 40 centigrammes, dans les vingt-quatre heures, en deux fois, au commencement des deux principaux repas. Il est inutile de dépasser la dose de 40 centigrammes par jour.

Le protoxalate de fer est presque toujours bien supporté, même dans la chloro-anémie dyspeptique. Néanmoins pour en faciliter la digestion et l'absorption, il sera bon de recommander aux malades hypopeptiques sans hyperchlorhydrie de prendre, une demi-heure après les deux principaux repas, dans un demi-verre d'eau sucrée, une cuillerée à soupe de la solution suivante :

Acide chlorhydrique pur...........	2 gr. 50
Eau distillée......................	250 —

Si, au bout de quelques semaines, cette solution provoquait un peu de pyrosis, on la suspendrait pendant quelques jours.

De même, si le protoxalate, au bout d'un mois et demi ou deux mois, fatiguait l'estomac, occasionnait quelques troubles intestinaux ou de la pesanteur de tête, on en interromprait l'usage pendant une dizaine de jours.

b) *Mode d'action.* — En suivant la réparation sanguine des malades en traitement, on constate que le fer excite d'abord la production des hématies, puis qu'il ne tarde pas à faire accroître la proportion d'hémoglobine contenue dans ces éléments altérés et par suite à faire reprendre au sang sa constitution anatomique et normale.

La propriété qu'ont les ferrugineux bien choisis d'augmenter la charge des hématies en hémoglobine est tellement prononcée qu'elle s'exerce même dans le cas d'anémie grave, lorsque l'organisme ne peut plus former une quantité suffisante d'hématies. En effet, dans ces conditions, lors même que le nombre des globules rouges n'augmente pas ou diminue, le fer détermine encore une élévation notable dans la proportion de matière colorante contenue dans les hématies considérées individuellement.

L'action du fer est due à l'assimilation de ce principe et nul autre médicament ne peut le remplacer.

En résumé, le fer exerce, grâce à son rôle dans la

constitution du globule sanguin, une action spéciale qu'aucun médicament, qu'aucune pratique thérapeutique ne peuvent suppléer. Cette action se traduit, dans un sang où les hématies sont déviées de leur évolution normale, par un retour plus ou moins rapide au type physiologique.

S'il y a constipation, la combattre par des lavements laxatifs ou par l'absorption de graines mucilagineuses : graines de *Psyllium plantago*, par exemple.

Les chlorotiques ne peuvent-elles pas emprunter le fer dont elles ont besoin à l'alimentation, et le traitement ferrugineux n'agit-il pas chez elles, comme certains auteurs l'ont admis, en stimulant l'appétit et en relevant les forces digestives?

2° *Manganèse.* — On a regardé le manganèse associé au fer comme capable de favoriser la reconstitution du sang, dans les cas en apparence rebelles à la médication martiale pure.

Le protochlorure de manganèse parfaitement pur, administré aux mêmes doses que les sels solubles de fer, n'a apporté, dans l'état des malades, au bout de plusieurs mois de traitement, aucune modification sensible.

Le manganèse ne peut donc pas être considéré comme un succédané du fer.

3° *Arsénic.* — De même pour l'arsenic, administré soit par la bouche sous diverses formes, soit en injections sous-cutanées, les résultats pharmacothérapiques ont été nuls.

Lorsque la dose d'arsenic n'atteint pas au moins 0 gr. 01 par vingt-quatre heures, les modifications du sang sont insensibles.

A doses plus élevées, et non toujours bien supportées, le nombre des globules diminue notablement, mais le pouvoir colorant du sang reste à peu près le même, les globules devenant un peu plus riches en hémoglobine.

4° *Hydrothérapie.* — A l'aide de l'eau froide, on peut facilement et assez rapidement obtenir une amélioration sensible, dans les cas peu graves. L'appétit renaît, les forces reviennent, la peau se colore légèrement, le nombre des globules rouges augmente.

Mais au bout de peu de temps (quinze jours à trois semaines), le bénéfice acquis ne s'accentue pas; les globules nouvellement formés restent imparfaitement développés; en un mot, la lésion du sang persiste, et cela, même dans les cas où le traitement est poursuivi pendant deux, trois ou quatre mois.

Toutefois l'hydrothérapie pratiquée à l'hôpital ne juge pas la question de la cure d'eau froide instituée en ville avec un outillage plus convenable.

5° *Inhalations d'oxygène.* — Les inhalations d'oxygène donnent des résultats très analogues. Elles stimulent le mouvement nutritif, sans modifier la lésion du sang.

Les hématies sont produites en plus grand nombre, mais restent tout aussi altérées, parfois même elles contiennent d'autant moins d'hémoglobine qu'elles sont plus abondantes.

III. Traitement de la convalescence. — Une fois la chlorotique guérie, quand l'anémie a disparu, quand les couleurs sont vives, quand les forces sont revenues, se préoccuper de tous les procédés capables de consolider la constitution et de parfaire une évolution organique encore incomplète.

S'adresser dans ce but à l'hydrothérapie, à la gymnastique, aux exercices en plein air, tout en surveillant avec soin le régime, surtout si la chlorose a revêtu la forme dyspeptique. Mais user toujours avec modération de ces moyens.

La chlorotique reste souvent pendant longtemps

délicate, peu résistante; on arrive aisément à la surmener. On doit donc éviter de lui faire supporter de véritables fatigues. Les stimulants trop énergiques ne conviennent pas, et c'est peut-être pour cette raison que le séjour au bord de la mer et les bains de mer produisent souvent des rechutes.

Chlorose avec fièvre. — TRAITEMENT. — Dans la chlorose avec fièvre et en général dans les formes intenses, le maillot froid humide appliqué une ou deux fois par jour pendant un temps court, peut produire une action névrosthénique.

Jaccoud.

1° *Fer*. — Prescrire le fer.

Prescrire sans hésitation les préparations à acides organiques : tartrates, citrates, protoxalates.

Le fer peut être prescrit en pilules, poudre ou solution, à la dose de 40 centigrammes par jour.

Il doit être administré en deux doses à prendre au milieu du repas.

Ordonner le protoxalate, à la même dose, sous forme de poudre.

Dans un grand nombre de cas, les malades présentent une intolérance absolue vis-à-vis du fer, quel que soit le soin apporté à son administration, quelle que soit la préparation ferrugineuse choisie. Cette intolérance, stomacale ou intestinale, se rencontre principalement chez les sujets nerveux et au début du traitement.

2° *Arsenic*. — Dans ces cas, il faut remplacer le fer par l'arsenic.

Peter.

1. TRAITEMENT PAR LE FER. — Donner le fer.

Par sa présence seule, il irrite la muqueuse de l'estomac, en faisant l'office de corps étranger, et provoque l'apparition du suc gastrique. Et c'est là ce que veut instinctivement la chlorotique, quand elle ingère, par exemple, du plâtre, du charbon; quand elle grignote du café torréfié; elle veut exciter la membrane muqueuse de son estomac, pour lui faire sécréter le suc chlorhydropepsique.

1° *Mode d'administration.* — Comment doit-on administrer le fer? En général, on en donne trop; l'organisme, en effet, contient en tout 4 à 5 grammes de fer, et ce fer n'a pas disparu complètement dans la chlorose; il est donc inutile de donner de fortes doses; il arrivera, même en suivant ce conseil, d'avoir déjà administré au bout d'un mois 20 grammes, c'est-à-dire quatre fois plus de fer que n'en contient l'organisme entier.

Si l'on prescrit de trop fortes doses, on provoquera des crampes stomacales, et le fer ne sera pas toléré.

2° *Choix de la préparation ferrugineuse.* — Quel fer donnera-t-on, et dans quelles proportions?

De toutes les préparations ferrugineuses, la limaille de fer est la meilleure. Quand Trousseau ordonnait du fer aux malades de la campagne, il leur disait de faire limer un clou par un forgeron et de prendre une pincée de cette limaille à chaque repas.

On peut encore donner le fer réduit par l'hydrogène, une pincée avant le déjeuner et une avant le dîner.

Si le fer n'est supporté sous aucune de ces deux formes, faire boire à la malade des eaux minérales ferrugineuses, telles que celles de Bussang, de Spa, d'Orezza; seulement ce traitement demandera à être continué plus longtemps.

II. Traitement auxiliaire. — Mais ne pas se contenter de donner du fer; la thérapeutique doit être plus complexe et elle s'inspirera, d'ailleurs, du simple bon sens; le fer est indispensable, mais les auxiliaires ne le sont pas moins.

Veiller à ce que l'estomac digère, aider le système nerveux à reprendre son fonctionnement normal, chercher à régulariser chacun des organes.

1° S'il y a *intolérance de l'estomac*, s'il est douloureux à la pression, appliquer sur la région stomacale une mouche de Milan, qu'on laissera sept à huit heures, ou bien encore faire des badigeonnages de teinture d'iode sur l'épigastre, alternativement en haut, en bas, à droite, de façon à pouvoir faire des applications tous les jours.

2° En outre, agir intérieurement, en donnant des poudres qui favorisent l'*apparition du suc gastrique*. Administrer un des cachets suivants :

Poudre de café torréfié	20 centigr.
Craie lavée	20 —
Poudre de rhubarbe	20 —

Si l'estomac est douloureux, ajouter 1 centigramme d'opium, et s'il y a du ballonnement, 1 centigramme de poudre de noix vomique.

3° Pour aider la *sécrétion de l'acide chlorhydrique*, faire prendre une cuillerée à soupe de la potion suivante :

Acide chlorhydrique	VI gouttes.
Eau filtrée	100 gr.
Sirop de limon	20 —

Cette potion remplacera le vinaigre, que les malades ont tendance à ingérer.

4° Les chlorotiques sont ordinairement *constipées*, parce que, de même que leur estomac, leur intestin est paresseux, il ne réagit pas.

Leur donner des purgatifs doux, tels que le podophyllin, à la dose de 2 à 3 centigrammes, le soir en se couchant, ou bien 20 à 25 centigrammes de cascara sagrada.

Prescrire le matin un lavement frais, qui sollicitera les contractions de l'intestin.

5° Il faut aussi venir au secours de l'*utérus* qui fonctionne mal.

Quelques jours avant l'époque où doivent apparaître les règles, faire prendre un grand bain très chaud, pendant vingt à vingt-cinq minutes.

Administrer les pistils de safran desséchés, à la dose d'une pincée par tasse à thé, trois tasses par jour, ou bien encore l'armoise, 5 grammes de sommités fleuries par litre d'eau bouillante, trois tasses par jour.

L'apiol (graines de persil) est également efficace, à la dose de quatre dragées par jour.

III. Traitement par l'hydrothérapie. — Il faut tonifier les vaso-moteurs par l'*hydrothérapie*, par l'eau froide. Elle est mal supportée par ces jeunes filles qui ont de la chaleur au minimum.

La meilleure pratique consiste dans l'emploi de lotions froides, rapidement faites avec une éponge légèrement imbibée et nullement ruisselante. Par diplomatie, on peut commencer par de l'eau tiède et couper cette eau avec du vinaigre ordinaire, du vinaigre de Bully, de l'eau de Cologne. Envelopper la malade d'un peignoir de flanelle épaisse et la frictionner énergiquement pour amener la réaction.

Plus tard, arriver aux douches d'abord tièdes, puis froides, pendant un temps ne dépassant jamais trente secondes, ce sera la douche en jet et non en pluie, cette dernière ne frappant pas la peau assez énergiquement.

L'hydrothérapie marine est merveilleuse ; le bain d'eau de mer, avec la nage, fera faire en même temps de la gymnastique.

IV. Régime. — 1° *Alimentation.* — S'inspirer toujours de l'instinct des chlorotiques.

Puisqu'elles adorent le vinaigre, se garder de le proscrire; le vinaigre sollicite la sécrétion du suc gastrique. Ne pas déconseiller la salade : la chicorée, la laitue, la romaine, sont des sucs végétaux; y joindre du sel, du poivre, stimulants de l'estomac, du vinaigre, qui est tout indiqué; ce n'est pas pour une légère quantité d'huile, qui d'ailleurs n'est point malfaisante, que l'on devrait se priver de tous ces avantages.

Prescrire de la viande « avec des cornichons tout autour ».

C'est une erreur de condamner les chlorotiques aux viandes rouges. Si elles aiment le poulet et le veau, il n'y a pas d'inconvénient à leur en donner, voire même de la charcuterie, le maigre de jambon.

Le lait ne semble pas davantage leur être nuisible.

Il faut savoir obéir aux instincts presque tutélaires de ces malades.

2° *Exercices physiques.* — Enfin, et surtout, la gymnastique est indispensable.

Quand les chlorotiques sont faibles, exténuées, arrivées à cette période de nonchalance dans laquelle le moindre effort leur est pénible, les faire tirer sur des ressorts à boudin, leur faire faire du massage.

Pour les soustraire à l'air confiné de la chambre, recommander le jardinage : c'est un excellent exercice, qui les force à travailler au grand air, au grand soleil.

Un autre exercice musculaire, encore supérieur au jardinage, si la position sociale des malades permet de le conseiller, c'est l'équitation. C'est un exercice complexe, abstraction faite du plaisir avec lequel les malades l'acceptent en général. Tout le système musculaire entre en jeu. Les muscles du dos, du tronc, se contractent pour maintenir la position verticale; les bras maintiennent le cheval, les jambes veillent à conserver l'équilibre, la poitrine se dilate sous l'influence de l'air condensé par la locomotion; tous les muscles, en un mot, entrent en fonctions.

Si l'on est forcé de renoncer à l'équitation, conseiller aux malades de conduire elles-mêmes leur voiture, et leur recommander le canotage; ce sont deux exercices excellents.

Dieulafoy.

I. Traitement. — Le fer occupe le premier rang. On administre le fer en pilules ou sous forme de sirop, et on a soin de le faire prendre au moment du repas. Le sirop d'iodure de fer, le sirop de citrate de fer ammoniacal sont habituellement bien tolérés.

Les eaux ferrugineuses de Saint-Moritz, de Spa, rendent les mêmes services.

Les préparations ferrugineuses doivent être continuées pendant plusieurs semaines consécutives et reprises à différents intervalles.

Les préparations arsenicales, les inhalations d'oxygène, l'hydrothérapie, les bains de mer ont également leur indication.

II. Régime. — La chlorotique devra rechercher l'air, la lumière et le soleil.

La chlorose s'améliore souvent; elle peut guérir, mais elle est sujette aux récidives.

Constantin Paul.

Deux variétés cliniques : la *chlorose verte* ou *chlorose de la nutrition* (arrêt de développement génital des jeunes filles, maladies des organes de la fécondation, maladies générales, alimentation défectueuse) et la *chlorose blanche* ou *chlorose nerveuse*.

Chlorose verte ou chlorose de la nutrition — On en connait les symptômes dénonciateurs : pâleur tégumentaire, palpitations cardiaques, dyspnée « d'effort », troubles digestifs, troubles sexuels.

I. Traitement médicamenteux. — Cette affection est justiciable du fer.

Quel sera le ferrugineux de choix? Le plus insoluble, c'est-à-dire la limaille de fer porphyrisée, pour les chlorotiques exemptes de troubles gastro-intestinaux :

Limaille de fer porphyrisée.......	} àà 0 gr. 20
Cannelle pulvérisée..............	
Safran..........................	0 — 05

Pour un cachet. — Dose : un à trois cachets par jour.

On administrera cette préparation avant les repas, pendant trois mois environ, avec des interruptions seulement au moment des règles.

II. Traitement des complications. — 1° Si la malade présente de la *diarrhée*, on suspendra le fer et on donnera alors des toniques, du colombo et du bismuth, puis on reprendra le traitement après la cessation de la diarrhée.

2° Aux chlorotiques atteintes de *constipation*, prescrire un ferrugineux soluble : phosphate, citrate, oxalate ou tartrate de fer, sous la forme pilulaire et avec l'aloès pour correctif :

Citrate de fer..................	0 gr. 25
Aloès...........................	0 — 05
Extrait de jusquiame............	0 — 01

F. s. a. pour une pilule. Dose quotidienne : une pilule.

3° Si la malade chlorotique *souffre de l'estomac*, les deux préparations précédentes ne conviennent plus; on devra, dans ce cas, prescrire le lactate, le carbonate ou l'iodure de fer, ou mieux encore l'hémoglobine.

4° S'il y a du *pyrosis*, avant de commencer le traitement par le fer, on donnera pendant quelque temps du phosphate de chaux bicalcique.

5° On combattra les *troubles menstruels* chez les chlorotiques, en prescrivant l'arséniate de fer, à la dose de 1 à 5 milligrammes par jour, s'il y a *ménorragie*; l'*aménorrée* sera traitée par les emménagogues, l'apiol, ou bien un excellent médicament le *Gossypium*, dont on usera avec précaution et dont on prescrira l'extrait fluide à la dose quotidienne de XXX à LX gouttes.

6° Enfin les *crises hystéralgiques*, les douleurs violentes au moment des règles seront calmées par l'emploi du *Viburnum prunifolium*, à la dose de XXX à LX gouttes d'extrait fluide par jour.

III. Traitement climatothérapique et hydrothérapique. — Les chloroses vertes se trouvent très bien de l'air marin, les plages qui conviennent le mieux sont celles du midi, des côtes de l'Océan et de la Manche; plus on s'élève vers le nord, plus la médication est excitante. En France, il serait mauvais d'envoyer les chlorotiques sur les plages au delà du Havre; les côtes du Calvados, à l'abri des vents, leur seront plus favorables.

Les bains de mer devront être d'autant plus fréquents que la mer sera plus calme, un ou deux bains par jour suffisent : il importe de ne pas rester plus de quelques minutes dans l'eau, de façon à ne pas éprouver le frisson secondaire dans le bain.

Il existe en France une bonne pratique, c'est de prendre un bain de pieds chaud en sortant de la mer, cela facilite la réaction.

La promenade après le bain rendra également de grands services.

La moyenne des bains à prendre comme traitement est de vingt-cinq.

Le séjour à la campagne est favorable aux chlorotiques.

Cependant les altitudes trop élevées ne sauraient convenir, les malades ne devront pas aller dans des stations à plus de 500 à 1,000 mètres d'altitude.

L'hydrothérapie seule ne guérit pas et les douches d'eau froide sont quelquefois mal supportées.

IV. Régime. — 1° *Aliments.* — Prescrire aux chlorotiques un régime facile à suivre : on donnera les aliments qui facilitent la digestion et qui sont en même temps très nutritifs, il n'y a pas cependant d'exclusion de certains mets.

2° *Boissons.* — Les eaux de tables qui conviennent à ces malades sont les eaux ferrugineuses de Spa, d'Auteuil, de Bussang, d'Orezza, de Luxeuil et de Pougues.

Mais si les eaux ferrugineuses contiennent du fer lorsqu'on les puise à la source, il n'en est pas de même quand ces eaux sont mises en bouteilles; le fer se dépose sur les parois du verre, de sorte que ces eaux perdent beaucoup de leur valeur.

On pourra cependant faire absorber le fer, en utilisant les eaux de tables; on fabrique des eaux ferrugineuses artificielles agréables, en faisant dissoudre le citrate ou le phosphate de fer dans des eaux bicarbonatées, telles que celles de Châteauneuf, de Saint-Alban, de Saint-Laurent, de Soulzmatt.

3° *Exercices.* — On ne conseillera pas la gymnastique qui épuise rapidement les chlorotiques; on autorisera seulement les exercices passifs, les promenades à pied, sans fatigue.

Chlorose blanche ou chlorose nerveuse. — Celle-ci est caractérisée par les troubles nerveux : émotivité, insomnie, douleurs vagues, tendances aux lypothymies, impotence musculaire et atonie intellectuelle; intolérance pour les médicaments, le fer, la balnéation maritime.

I. Traitement médicamenteux. — Prescrire les injections d'extrait d'organes et en particulier la transfusion nerveuse. La transfusion nerveuse (1) donne d'excellents résultats; les chlorotiques, grâce à ce traitement, augmentent rapidement de poids, les troubles nerveux disparaissent et après une période d'un à deux mois, on peut leur redonner des couleurs vives, en les traitant alors par le fer qu'elles ne pouvaient auparavant supporter.

II. Traitement climatothérapique et hydrothérapique. — Conseiller un climat de faible latitude, le séjour à la campagne, de préférence dans les vallées abritées.

Parmi les eaux minérales, recommander Saint-Sauveur, Luxeuil et Néris.

Legroux.

I. Traitement. — Ordonner l'hydrothérapie et le fer, sous la forme des pilules suivantes :

Tartrate de fer et de potasse........	15 gr.
Rhubarbe...........................	5 —
Sirop de gomme..................	Q. S.

Pour cent pilules. Commencer par une ou deux pilules chaque jour, et aller progressivement jusqu'à trois ou quatre.

II. Régime. — Envoyer la malade à la campagne; les bains d'air et de soleil, autrement dit un séjour prolongé loin de l'atmosphère des villes, sont le traitement héroïque.

Aux promenades au grand air associer les courses à

1. Voyez Lefert, *La pratique des maladies du système nerveux*, article *Transfusion nerveuse.*

âne. Cette équitation spéciale est très propre à stimuler les organes de la menstruation et très favorable pour hâter, par une action spéciale, le retour des époques menstruelles.

Henri Huchard.

Chlorose gastralgique. — On a la ressource des pilules au tartrate ferrico-potassique. En voici une bonne formule :

Tartrate ferrico-potassique		10 gr.
Extrait de gentiane		8 —
— de noix vomique.........	àà	0 — 25
— thébaïque		

Pour cent pilules; deux pilules avant chaque repas.

Chlorose avec constipation et apyrexie. — Prescrire :

Extrait de noix vomique...........		0 gr. 50
— de quinquina	àà	5 —
— de gentiane		
— de rhubarbe.		
Tartrate ferrico-potassique		
Huile essentielle d'anis		V gouttes.
Glycérine........................		Q. S.

Pour cent pilules; deux pilules, au commencement de chaque repas, soit quatre à six par jour.

Chlorose de la ménopause. — L'arsenic augmente la production de globules rouges.

De plus, c'est un stimulant de la nutrition; il convient donc plutôt dans les formes où l'anémie est très marquée. On le considérera donc non pas comme un succédané, mais comme un adjuvant de la médication martiale. C'est pourquoi il est indiqué sous la forme d'eaux minérales arsénicales : La Bourboule, Plombières, le Mont-Dore, sous la forme des liqueurs classiques de Fowler ou de Pearson, ou en pilules comme les suivantes :

Arséniate de soude	0 gr. 10
Glycérine.	Q. S.
Extrait de quinquina. . . . . }	àà 10 gr.
— de gentiane . . . . }	

Pour cent pilules; deux pilules, au début des deux repas principaux.

Chlorose avec dyspepsie flatulente. — Prescrire :

Charbon de peuplier. . . . . }	àà 5 gr.
Bioxyde de manganèse. . . . . }	
Colombo pulvérisé . . . . }	àà 0 — 50
Poudre de noix vomique . . . . }	

Pour vingt paquets; un paquet à chaque repas.

Audhoui.

Prescrire l'élixir suivant :

Élixir de Garus.	500 gr.
Citrate de fer ammoniacal.	5 —

M. — Un verre à liqueur après le repas.

J. Chéron.

I. Traitement interne. — Administrer l'hémoglobine en cachets de 15 à 20 centigrammes, un ou deux cachets par jour.

II. Traitement externe. — Le traitement par les émissions sanguines, qui peut paraître paradoxal à première vue, est cependant très rationnel, puisque les recherches expérimentales ont démontré que les petites saignées activent le pouvoir de sanguification, si bien que, peu de jours après l'émission sanguine, le sang est plus riche en globules rouges et en hémoglobine.

En faisant des scarifications du col, chez les femmes chlorotiques, dans le but surtout d'améliorer une affection utérine, l'état général bénéficie de ces petites émissions sanguines autant que l'état local.

D'ailleurs, au point de vue pratique, il est bien plus simple de faire une scarification du museau de tanche que de recourir à la saignée, opération qui est sans aucune gravité évidemment, mais qui aussi est devenue trop exceptionnelle pour être facilement acceptée des malades.

La scarification du col, faite avec les précautions antiseptiques d'usage, ne peut pas présenter le moindre danger.

L'analyse du sang au compte-globules et à l'hématimètre, faite avant le début et pendant le cours du traitement, permet de suivre l'amélioration progressive de la chlorose, à la suite de chaque scarification.

Chez les chlorotiques, la congestion utérine est chose habituelle, si bien qu'il est facile, chez elles, d'obtenir 40 à 60 grammes de sang par une scarification du col.

Albert Robin.

Céphalée des chlorotiques. — I. TRAITEMENT EXTERNE. — Applications locales de menthol en crayons ou sous tout autre forme de topiques.

II. TRAITEMENT GÉNÉRAL. — Administration de préparations ferrugineuses.

III. TRAITEMENT INTERNE. — Emploi varié et successif de l'un ou de l'autre des remèdes suivants :

1° Cachets de phénacétine :

Phénacétine.	25 à 50 centigr.
Exalgine.	10 à 25 —

M. s. a. pour un cachet; deux par jour.

2° Pilules de paullinia :

Paullinia pulvérisé	0 gr. 20
Extrait de Cannabis indica.	0 — 01

F. s. a. pour une pilule; trois par jour.

3° Paquets de caféine :

Hydrochlorate de cocaïne.	ãã 0 gr. 01
Caféine	
Bromure d'ammonium	ãã 0 — 50
Iodure	
Antipyrine.	

Pour un paquet. En prendre un seul par jour.

IV. Régime. — Régime tonique.

Hanot.

Il y a un traitement presque spécifique. Le fer est le médicament de la chlorose; mais il ne suffit pas à lui seul. Il faut lui associer le repos au lit. Le fer et le repos, voilà le traitement de la chlorose.

1° *Fer.* — Sans doute, le fer modifie heureusement la composition du sang, et, en activant d'une façon générale le mouvement nutritif, relève l'atonie originelle, mais il est indispensable que la fatigue n'annihile pas au fur et à mesure le travail favorable du médicament.

2° *Repos.* — L'influence du repos est telle qu'elle suffit à améliorer vite et profondément ces chloroses graves, accompagnées de troubles gastriques, qui rendent impossible l'administration de tout médicament.

Au bout de quelque temps de séjour continu au lit, même quand les médicaments pharmaceutiques ne sont pas tolérés, les symptômes s'atténuent et laissent place aux apparences d'une santé relative.

Une fois sorties, ces malades reprennent d'ordinaire leurs occupations plus ou moins dures; alors, qu'elles continuent ou non l'usage du fer, la chlorose reprend son intensité première.

La chlorose ne guérit absolument que lorsque la période de la puberté est passée. Le rôle du médecin consiste à mitiger et à restreindre les désordres de la chlorose, à prévenir ou à atténuer ainsi les complitions capables d'entraîner la mort.

CHORÉES CARDIAQUES.

Germain Sée.

Prescrire le chloral et l'hydrothérapie, associés à l'iodure de potassium et surtout à l'iodure de calcium.

S'il s'agit de cas simples, insister sur les reconstituants, l'alimentation albumineuse et la gymnastique.

CYANOSE.

Jules Simon.

Cyanose consécutive aux malformations congénitales du cœur. — La cyanose consécutive aux malformations congénitales du cœur n'est pas incompatible avec une survie de vingt et même trente ans, si le patient s'astreint à certaines conditions hygiéniques et s'il suit un traitement approprié.

I. Régime. — Au point de vue hygiénique, il y a deux indications à remplir :

1° Éviter tout ce qui peut augmenter le travail et la fatigue du cœur;

2° Assurer, par un exercice suffisant, le développement de l'enfant prédisposé, de par son affection, à rester débile.

Proscrire les exercices violents : gymnastique, escrime, équitation; n'employer qu'avec ménagement l'hydrothérapie.

Faire prendre de grandes précautions contre les refroidissements, car les bronchites entraînent de graves accidents d'asphyxie, sans, cependant, pousser les précautions à un degré exagéré, ce qui augmenterait l'aptitude morbide de l'enfant.

Le choix judicieux du climat, l'emploi de frictions sèches et de massages quotidiens rendront, sous ce rapport, de grands services.

Les fonctions digestives seront surveillées et l'on évitera les indigestions, la constipation prolongée.

La tendance à l'apathie et à la somnolence, que présentent les enfants atteints de malformations congénitales du cœur, doit être respectée jusqu'à un certain point.

L'exercice, surtout au grand air, doit être très ménagé, afin de ne pas favoriser la tendance naturelle à la tuberculose; l'aération doit être, cependant, largement assurée.

Le sommeil prolongé ou le séjour au lit sont à recommander.

Le froid, les irritations entretiennent facilement des ulcérations qui sont tenaces, en raison des troubles circulatoires dont la peau est le siège.

On ne doit donc employer les révulsifs, au cours des affections pulmonaires, qu'avec une certaine réserve.

II. Traitement. — Le traitement médicamenteux consistera surtout dans l'administration de la digitale, qui est donnée d'une façon intermittente, pendant quelques jours, chaque fois que le cœur faiblit. On ne doit pas dépasser la dose de XV gouttes d'un mélange à parties égales de teinture de scille et de teinture de digitale, chez un enfant de trois ans. Au bout de huit à dix jours, on suspend le médicament.

Comme toniques, on donnera de très faibles doses d'iode, en ayant soin de laisser au malade de longues périodes de repos.

En donnant le vin de quinquina étendu d'eau à la fin des repas, on évitera la constipation et l'irritation de l'estomac.

L'arsenic, le phosphate de chaux peuvent rendre des services.

D'une manière générale, on variera les préparations et on suspendra les médications pendant des périodes plus ou moins longues.

L'emploi de ces divers moyens hygiéniques et médicamenteux permettra d'assurer aux enfants une survie assez longue, et, dans bien des cas, une existence tolérable. Quoi qu'il en soit, on doit être très réservé sur le pronostic, et prévenir les familles de la persistance de l'affection, malgré l'amélioration obtenue, et, par conséquent, de la persistance d'une situation pouvant devenir dangereuse, selon les circonstances.

Bonnaire.

Cyanose chez les nouveaux-nés. — TRAITEMENT PAR LES INHALATIONS D'OXYGÈNE. — Recourir aux inhalations d'oxygène chez le nouveau-né contre des états divers, très graves (symptômes extérieurs d'une maladie bleue; processus infectieux caractérisé par deux périodes, l'une de décoloration des téguments, avec pâleur livide; l'autre, d'ictère bronzé avec hématurie; gastro-entérite grave; enfin, gastrite aiguë) :

1° Chaque fois qu'il existe une hématose pulmonaire insuffisante, soit par obstruction des voies respiratoires, soit par défaut d'excitation du centre nerveux respiratoire. La mort apparente du nouveau-né constitue la première indication. Mais, il ne s'agit pas de la période, pendant laquelle le thorax de l'enfant demeure inerte, alors que son cœur continue à battre. On a mieux à faire qu'à perdre du temps à préparer les appareils contenant l'oxygène et d'ailleurs, ce ne serait pas chose aisée, que d'introduire directement ce gaz dans les voies respiratoires, alors que le soufflet thoracique ne fonctionne pas spontanément. C'est pour lutter contre les états secondaires de faiblesse respiratoire et d'asthénie générale que l'emploi de l'oxygène est indiqué.

2° Contre les troubles de circulation interstitielle, dont le sclérème des nouveau-nés prématurés est la plus commune des manifestations, les inhalations oxygénées seront employées dans les cas particulièrement graves et à titre d'appoint; contre ces accidents, le séjour dans la couveuse suffit en général.

3° Contre les altérations du sang d'origine infectieuse (maladie bronzée hématurique, par exemple).

4° Contre les états morbides où il survient de l'hypothermie, en particulier contre l'*athrepsie*, qui sous sa forme aiguë et chronique, constitue le type de ce genre d'affections. A cette maladie semble répondre l'indication la plus commune des inhalations d'oxygène.

DÉGÉNÉRESCENCE DU CŒUR.

Germain Sée.

Dégénérescence graisseuse du cœur. — L'iodure de potassium combat avantageusement la dégénérescence graisseuse.

E. Barié.

Dégénérescence graisseuse cardiaque. — La digitale ne donne pas des résultats satisfaisants.

DILATATION DU CŒUR.

Germain Sée.

Prescrire l'iodure de potassium.

Potain.

Dilatation cardiaque d'origine abdominale. — Cette variété comporte des indications de traitement tout à fait particulières.

C'est vainement que dans ce cas on administre les médicaments qui réussissent le mieux dans les formes ordinaires des maladies organiques du cœur.

Au contraire, on guérit par les remèdes adressés à l'estomac et par un régime approprié les maladies qui se rattachent aux affections gastriques; et cela même dans des cas graves et en apparence désespérés.

Henri Huchard.

Dilatation avec asystolie. — Prescrire la teinture

alcoolique de *Cactus grandiflorus*, à la dose de XX à LX gouttes.

Dilatation avec atrophie cachectique. — I. TRAITEMENT LOCAL. — Révulsion sur la région précordiale.

II. TRAITEMENT GÉNÉRAL. — Toniques.

DIURÉTIQUES.

E. Barié.

1° Lorsqu'on veut des pilules simplement diurétiques, on donne :

Poudre de digitale.	}	
— de scille	} ââ	2 gr.
Extrait de genièvre	}	

Faire quarante pilules. Dose : deux à six pilules par jour.

2° Lorsqu'on veut prescrire des pilules à la fois purgatives et diurétiques, prescrire :

N° 1. Poudre de digitale.	}	
— de scille.	} ââ	0 gr. 05
— de scammonée	}	

pour une pilule. Dose : une à six pilules.

N° 2. Poudre de digitale.	} ââ	2 gr.
— de scille	}	
Extrait de coloquinte.		0 — 40
— de rhubarbe.		Q. S.

Pour cinquante pilules. Dose : une à trois pilules, matin et soir.

DYSPNÉE CARDIAQUE.

Germain Sée.

Prescrire :

Iodure de potassium	2 gr.
Chloral hydraté.	4 —
Julep gommeux	120 —

Prendre cette potion, de deux heures en deux heures, dans la journée.

Dieulafoy.

La caféine peut être donnée à la dose journalière de 50 centigrammes à 2 grammes. On l'administre :

1° En potion;

2° En injections sous-cutanées :

Eau distillée	6 gr.
Benzoate de soude.	2 —
Caféine	2 —

Chaque seringue de Pravaz de cette solution contient 20 centigrammes de caféine.

Henri Huchard.

La dyspnée franchement cardiaque est due aux accidents de rupture de compensation du cœur, provoquée par les troubles de circulation cardiaque pulmonaire.

Dans ce cas, les toniques cardiaques, et parmi eux la digitale, sont indiqués (1).

1. Voyez plus loin, *Toniques du cœur*, p. 218.

EMBOLIE DE L'ARTÈRE PULMONAIRE.

Constantin Paul.

Administrer la térébenthine à l'intérieur ou en inhalations, pour prévenir la suppuration ou la gangrène de l'infarctus.

EMBRYOCARDIE.

Henri Huchard.

L'embryocardie ou rythme fœtal du cœur est un syndrome dont le pronostic est très grave et qui est caractérisé par les trois signes suivants : 1° accélération des battements du cœur; 2° similitude de timbre et d'intensité des deux bruits; 3° égalisation en durée des deux silences.

Le danger est double : il est au cœur, dont les fibres sont altérées ; il est à la périphérie, dans le système vasculaire, parce que la contractilité artérielle est diminuée et presque disparue. De là découlent les indications thérapeutiques.

1° Le *danger est au cœur*, on doit donc le conjurer par l'administration de la caféine.

2° Le *danger est aussi aux vaisseaux*, et il faut le combattre par l'ergotine, qui relève la tension artérielle abaissée, et augmente la contractilité des vaisseaux amoindrie. A elle seule, l'ergotine ne suffit pas ; elle n'agit qu'indirectement sur le cœur, en fortifiant les vaisseaux, dont l'affaiblissement joue parfois un si grand rôle dans la production des symptômes cardiaques. Il faut y adjoindre la caféine.

On doit employer la caféine et l'ergotine, de préférence en injections sous-cutanées.

Formuler ainsi les injections de caféine :

N° 1.	Benzoate de soude..........	3 gr.
	Caféine..................	2 — 50
	Eau distillée..............	6 —

Faire la solution à chaud. Chaque seringue de Pravaz renferme 25 centigrammes de caféine. Injecter six à dix seringues par jour.

N° 2.	Salicylate de soude	3 gr. 10
	Caféine..................	4 —
	Eau distillée	6 —

Faire la solution à chaud. Chaque seringue de Pravaz renferme 40 centigrammes de caféine. Injecter quatre à six seringues par jour.

Formuler ainsi les injections d'ergotine :

N° 1.	Ergotine Bonjean	2 gr.
	Eau distillée.................	10 —
	Glycérine pure..............	10 —

Injecter une à deux seringues de Pravaz, par jour.

N° 2.	Solution d'ergotine Yvon.....	10 gr.

Injecter plusieurs seringues par jour.

N° 3.	Ergotine de Tanret	0 gr. 01
	Acide lactique	0 — 02
	Eau distillée de laurier-cerise . .	10 —

Un centimètre cube de cette solution représente 1 milligramme d'ergotine. Injecter un demi-quart ou un quart de seringue chaque fois.

Si les injections de caféine et d'ergotine ne suffisent pas, il faut y joindre celles de strychnine, ou encore celles de camphre, qui ont également pour résultat de combattre victorieusement les accidents de collapsus, et pour avantage de n'être douées d'aucune action toxique.

Formuler ainsi les injections de strychnine :

Eau distillée	15 gr.
Sulfate de strychnine.............	0 — 1

Injecter deux à quatre seringues de Pravaz, par jour.

Formuler ainsi les injections de camphre :

N° 1. Huile d'olives pure stérilisée . .	100 gr.
Camphre..................	10 —

Injecter deux à quatre seringues de Pravaz par jour.

N° 2. Huile d'olives pure stérilisée . .	100 gr.
Camphre..................	25 —

Injecter une à deux seringues de Pravaz par jour.

Toutes ces injections (de caféine, d'ergotine, de strychnine ou de camphre), doivent être pratiquées très profondément dans l'hypoderme, et même jusque dans le tissu musculaire, pour les rendre moins douloureuses.

Il ne faut pas employer la digitale, qui s'est montrée inefficace et même nuisible dans l'embryocardie.

ENDARTÉRITE.

Lancereaux.

Endartérite paludéenne. — Ordonner l'iodure de potassium, qui rendra service, pourvu que les désordres anatomiques ne soient pas encore très prononcés. Autrement, il ne procurera pas tous les bénéfices que l'on devrait en attendre, parce que la dystrophie cardiaque et les lésions artérielles sont trop avancées.

ENDOCARDITE.

Potain.

Endocardite goutteuse. — Si l'endocardite a pris naissance dans le cours ou sous l'influence d'une affection goutteuse, c'est à la teinture de semences de colchique qu'il conviendra de s'adresser de préférence.

L'administrer à doses réfractées, c'est-à-dire, par exemple, à la dose de V gouttes étendues dans une tasse d'infusion de tilleul et répétées cinq fois par jour, en augmentant la dose journalière de V gouttes chaque jour, jusqu'à ce qu'un léger effet laxatif avertisse qu'on touche à l'intolérance et qu'il y a lieu de rétrocéder.

Endocardite ulcéreuse et endocardite végétante. — La quinine n'arrête pas les progrès de l'endocardite ulcéreuse à évolution mortelle, mais elle est utile contre l'endocardite végétante, qui a une évolution toute différente.

Endocardite typhoïdique ou grippale. — Dans l'endocardite, qui prend naissance au cours de la fièvre typhoïde ou de la grippe, donner le sulfate de quinine.

Endocardite rhumatismale. — S'il s'agit de rhumatisme articulaire aigu, on continuera l'usage du salicylate de soude à doses renforcées, même si l'état des articulations ou la marche du mouvement fébrile ne semblent pas l'indiquer. L'évolution de l'endocardite qui ne doit pas se juger toujours d'après la présence ou l'absence de souffle, mais par l'ensemble des changements si caractéristiques des bruits normaux, est favorisée, accélérée par l'emploi du salicylate de soude, tout aussi bien que celle des lésions articulaires. Il faut donc le continuer jusqu'au retour des bruits à l'état normal, ou jusqu'à ce qu'on ait constaté que la lésion du cœur est définitivement constituée.

Jaccoud.

Endocardite aiguë. — Pour diminuer l'intensité de la transformation fibreuse des valvules et pour empêcher le développement de caillots intra-cardiaques, source d'embolies et cause directe de mort, prescrire dans le rhumatisme les alcalins à hautes doses. Cette médication, instituée dès le début, atténue considérablement les accidents du côté du cœur; elle agit également par ses effets sédatifs sur la fièvre et sur les phénomènes douloureux.

Pour répondre aux mêmes indications, mais seulement chez les hommes vigoureux et chez les adultes, employer encore le tartre stibié à hautes doses : 30 à 40 centigrammes par jour, dans une potion ordinaire, qu'on fait prendre par cuillerées à soupe toutes les heures pendant un jour, sans se préoccuper des selles et des vomissements copieux qui suivent son administration. On recommence le surlendemain, après un jour de repos, pendant lequel les malades prennent simplement un peu de vin de Bordeaux et de bouillon.

Dans les cas légers, les signes stéthoscopiques s'atténuent dès la première potion; dans les cas plus sérieux, ce n'est qu'après la seconde et la troisième potion que l'amélioration se manifeste.

Cette méthode est formellement contre-indiquée chez les sujets affaiblis, chez les femmes et chez les enfants.

Endocardite gravidique. — Donner le lait alcoolisé.

Prescrire en outre :

Acide salicylique . . . . 1 gr. à 1 gr. 50

A prendre en un jour.

Constantin Paul.

Endocardite infectieuse. — Trois indications : 1° combattre l'adynamie; 2° antiseptiser le malade; 3° relever la contractilité cardiaque.

1° *Combattre l'adynamie.* — Pour soutenir les forces du malade, administrer les toniques, surtout l'alcool et le quinquina;

2° *Antiseptiser le malade.* — A l'intérieur, comme *antiseptiques*, donner le sulfate de quinine, l'acide salicylique, le benzoate de soude et le naphtol;

3° *Relever la contractilité cardiaque.* — Prescrire la digitale en infusion (50 à 75 centigr. de feuilles pulvérisées), le café, le camphre (à raison de 1/2 gr. par jour); enfin la potion gommeuse au musc, formulée ainsi :

Musc	1 gr.
Sucre	20 —
Essence de menthe	XXV gouttes
Glycérine	20 gr.
Gomme	10 —
Eau distillée de menthe	120 —

Dose : une cuillerée à soupe, de temps en temps, mais prendre la totalité de cette potion dans la journée.

E. Barié.

I. Traitement local. — Ventouses scarifiées au niveau de la région précordiale ; applications de glace ; larges vésicatoires sur la région douloureuse.

II. Traitement général. — Lorsque la fièvre est intense, le pouls fréquent, recourir aux modérateurs du cœur, à la digitale, soit sous forme de teinture, soit sous forme d'infusion de la feuille.

S'il se manifeste de l'intolérance, accompagnée de vertiges, de nausées et de vomissements, substituer à la digitale le bromure de sodium, à la dose de 1 à 2 grammes par jour, ou encore la teinture de *Convallaria maïalis*, à la dose de 2 grammes.

Lorsque les accidents du début sont calmés, faire intervenir la médication tonique et, pour enrayer la formation des produits plastiques développés sur les valvules, prescrire les préparations iodurées.

III. Régime. — Repos absolu, régime alimentaire doux, composé de lait, de bouillon, de boissons fraîches légèrement acidulées.

H. Rendu.

Endocardite infectieuse. — L'indication thérapeutique est bien nette : il faut détruire l'agent infectieux. Malheureusement, nous n'en avons pas les moyens, et nous pouvons à peine agir sur ses manifestations. Le sulfate de quinine semble détruire l'agent de la fièvre intermittente ; par analogie nous l'administrons ici, mais sans grand espoir.

Contre les manifestations hémorragiques du début, employer les astringents, l'eau de Rabel, la limonade sulfurique.

Pour combattre le collapsus, se servir d'injections de caféine ; mais ce moyen est souvent la cause d'infiltrations semi-phlegmoneuses et semi-hémorragiques aux points d'application.

Donner l'alcool (30 à 40 gr. par jour), la limonade sulfurique et le sulfate de quinine.

Pour diminuer la dyspnée, utiliser les ventouses sèches.

Pour calmer l'éréthisme cardiaque et l'angoisse, administrer la morphine à faibles doses.

Hanot.

Endocardite rhumatismale chez les enfants. — Quand le rhumatisme a atteint le cœur, on combattra l'inflammation des séreuses de cet organe par des vésicatoires volants à la région précordiale, ou, si l'on craint de dénuder le derme, dans une salle infectée de diphtérie, on se contentera de badigeonnages à la teinture d'iode.

Les ventouses scarifiées et surtout les sangsues, recommandées par la plupart des auteurs dans de pareilles circonstances, peuvent être utiles.

On a recommandé les mercuriaux associés à l'opium.

On a également administré le mercure, soit en frictions sur la peau, soit sous forme de calomel.

Enfin on peut administrer le salicylate de soude, qui, non seulement diminue les douleurs dans le rhumatisme articulaire aigu, et abrège la durée de la maladie, mais diminue encore la fréquence de la complication endocarditique. Le salicylate de soude serait comme le spécifique de l'infection rhumatismale, le remède prophylactique et curatif de l'endocardite rhumatismale.

ENDOPÉRICARDITE.

Jules Simon.

Endopéricardite aiguë d'origine rhumatismale, chez les enfants. — I TRAITEMENT LOCAL. — Quand l'enfant est vigoureux, ce qui est rare, pratiquer au début une légère émission sanguine, à l'aide de quatre à cinq sangsues vers la région précordiale, et, dans le cas contraire, appliquer des ventouses sèches ou faire des onctions avec le liniment suivant :

Huile de jusquiame	20 gr.
Chloroforme	10 —
Extrait de ciguë.................	2 —

Recouvrir ensuite la région de ouate et de taffetas gommé.

Pour ne pas provoquer la douleur locale et ne pas gêner la respiration, s'abstenir de vésicatoire à cette période.

Plus tard, vers le deuxième jour, prescrire coup sur coup, tous les quatre ou cinq jours, les vésicatoires de petites dimensions; ne les laisser en place que quatre ou cinq heures, puis appliquer un cataplasme de fécule, et ensuite un pansement avec la vaseline boriquée, pour éviter la suppuration.

II. Traitement général. — Atténuer d'abord l'irritabilité du plexus cardiaque et favoriser la diurèse, avec le mélange suivant :

Teinture de scille...........	āā X à XX gouttes
— de muguet..........	

Si le *rhumatisme* est en pleine activité, faire prendre 1 à 2 grammes de salicylate de soude, chaque jour, pendant cinq à six jours.

S'il existe des *battements de cœur* douloureux, prescrire le bromure de potassium, pendant trois ou quatre jours.

III. Régime. — Le régime lacté a l'avantage de favoriser l'élimination des produits excrémentitiels par les reins. Il suffit de 1 à 2 litres de lait par jour.

Interdire l'alcool, car il excite le cœur.

Si le régime lacté est mal supporté, le remplacer par des panades, des bouillies; puis, après cessation complète de la fièvre, donner du poisson, des œufs, des gelées de viande.

Continuer les soins pendant deux mois, pour assurer la convalescence.

Endopéricardite chronique chez les enfants. — I. TRAITEMENT EXTERNE. — Il n'y a pas un médicament à donner plutôt qu'un autre; il faut établir une médication.

Pour soulager la circulation cardiaque, il faut tâcher d'activer le cœur et, pour cela, faire des frictions, du massage; autoriser certains exercices, mais défendre ceux qui nécessitent un effort.

Peut-on attaquer la lésion? Il y a plusieurs moyens. Pourquoi ne traiterait-on pas le cœur comme une jointure pour éviter de nouvelles poussées congestives. Mettre sur la poitrine au devant du cœur et systématiquement des pointes de feu ou des vésicatoires volants. Pendant la révulsion, envelopper le cœur comme une articulation, au moyen d'une couche de ouate et de taffetas gommé, le tout maintenu par un bandage de corps.

II. TRAITEMENT INTERNE. — Suivant l'état des symptômes, donner quelques médicaments.

1° *Digitale.* — S'il y a battements précipités et à plus forte raison s'ils sont irréguliers, faire prendre au malade pendant huit jours X à XX gouttes de teinture de digitale par jour.

Lorsqu'il y a une indication formelle à agir plus rapidement, prescrire 30 centigrammes d'infusion de feuilles de digitale.

De toute façon on suspend bientôt la digitale pour éviter l'accumulation du médicament dans l'organisme.

2° *Iodure de potassium.* — L'iodure de potassium est employé dans de grandes proportions contre la scrofule, contre la syphilis et contre les reliquats du rhumatisme. On croit généralement qu'il faut l'employer à de fortes doses. Or, l'iodure de potassium au bout de peu de temps donne de la fatigue.

Pour un enfant de treize ans, se contenter de 30 à 40 centigrammes d'iodure de potassium par jour; atteindre rarement la dose de 50 centigrammes. Il faut le donner d'une façon intermittente, car il est nuisible, prolongé longtemps, même à faibles doses.

3° *Café et caféine.* — Recommander le café, ou un peu de caféine.

4° *Bromure de potassium.* — Il y a des cardiaques très nerveux, surtout les petits enfants qui ont eu la chorée; ils ont de l'insomnie et des battements de cœur sans la moindre émotion. Il faut alors avoir recours aux calmants. Le bromure de potassium est utile dans ces cas; mais on doit le suspendre rapidement.

5° *Arsenic.* — Il faut, en outre, sustenter les malades et les tonifier.

Donner d'abord de l'arsenic sous la forme suivante :

Arséniate de soude..................	5 centigr.
Eau..................................	250 gr.

Faire prendre une cuillerée à café à chaque repas.

6° *Phosphates.* — Au bout de quinze jours, employer les phosphates en poudre, mêlés aux aliments.

7° *Hémoglobine.* — L'hémoglobine est utile aux enfants, non pas seulement par ce qu'elle contient du fer, mais probablement aussi par ce qu'elle agit comme aliment.

8° *Huile de foie de morue.* — Si le petit cardiaque a un bon estomac, donner de l'huile de foie de morue.

9° *Laxatifs.* — Il est indispensable de surveiller les voies digestives, car, s'il y a une tension plus grande dans les appareils internes, on aura de la pression sur les vaisseaux et la circulation sera rendue plus difficile.

Alors, tous les deux ou trois jours, faire prendre un laxatif quelconque, peu importe l'espèce. Souvent le rétablissement d'un enfant suivra ce simple moyen.

III. Traitement par les eaux minérales. — Il est une autre question, c'est celle des eaux minérales et du bain de mer.

L'enfant est pâle, anémique, a eu un rhumatisme et on est tenté de l'envoyer à Aix, à Luchon peut-être, ou bien, comme sa famille va aux bains de mer, il ira également.

Les cardiaques ne doivent aller à aucune espèce d'eaux. Luxeuil même leur est interdit. A l'intérieur, comme à l'extérieur, les eaux sont nuisibles dans les maladies du cœur.

Il en est de même du bord de la mer, où les cardiaques prennent des maladies de reins, du foie, et s'acheminent à l'asystolie.

IV. Régime. — Il faut soustraire le petit malade à l'action du froid pour qu'il ne prenne pas des bronchites ou des trachéo-bronchites, qui gêneraient la petite circulation et par suite fatigueraient le cœur.

Il faut exciter le fonctionnement de la peau par l'hygiène et les vêtements.

Il ne faut pas omettre toutes ces recommandations.

ÉPISTAXIS.

Tillaux.

Tête droite, air frais, élévation du bras correspondant à la narine qui saigne.

Applications d'eau froide sur le front ou dans le dos.

Toucher la cloison avec un pinceau imbibé de :

Perchlorure de fer.....................	10 gr.
Eau distillée........................	20 —

Introduire de l'amadou dans le nez.

Jules Simon.

Épistaxis chez l'enfant. — Introduire de l'amadou perchloruré en lanières dans la narine et le fixer avec une bande.

Ne jamais employer la sonde de Belloc.

GOITRE EXOPHTALMIQUE ou MALADIE DE BASEDOW.

Charcot.

I. Traitement hydrothérapique. — Le traitement par l'hydrothérapie doit être abandonné.

II. Traitement par la faradisation. — La faradisation par la méthode du Dr Vigouroux est de beaucoup préférable :

1° Une électrode, large de 7 à 8 centimètres de diamètre, est appliquée à la partie inférieure et postérieure du cou. Elle est tenue par un aide ou fixée par une bande, et reste en place pendant toute la séance. On ne s'en occupe plus que pour l'humecter de temps en temps. On emploiera la bobine à fil moyen.

L'autre électrode, en forme d'olive ou de bouton plat et étroit, de moins de 1 centimètre de large, correspond au pôle négatif de l'appareil d'induction; elle est appuyée, en dedans du sterno-mastoïdien, au niveau de l'angle de la mâchoire, avec assez de force pour qu'on sente les pulsations de la carotide.

Le courant doit être réglé par l'écartement des

bobines, de telle sorte qu'il puisse produire une forte contraction si l'électrode est appliquée sur le point moteur du sterno-mastoïdien. Il faut aussi tenir compte de la sensation accusée par le malade et, en aucun cas, n'employer une force de courant difficile à supporter. On peut aussi se régler sur le peaucier du cou et arrêter le rapprochement des bobines, dès que quelques-uns de ses faisceaux se soulèvent.

Quand le courant a passé pendant une minute et demie, on procède à la même application sur l'autre carotide.

2° On écarte la bobine et on place la petite électrode sur le point moteur de l'orbiculaire des paupières. On augmente le courant, jusqu'à ce qu'il y ait des contractions du muscle ou, si on ne peut pas en obtenir, cas assez fréquent, jusqu'à ce que la sensation devienne désagréable.

On passe ensuite légèrement l'électrode sur les paupières, de dehors en dedans.

Enfin, on la promène sur le pourtour de l'orbite, de manière à exciter les contractions du frontal.

On fera bien aussi d'exciter les différents rameaux du facial supérieur, mais en évitant les nerfs sus et sous-orbitaires. La même chose se répète pour l'autre côté de la face.

3° L'électrode olivaire ou à petit bouton est remplacée par une électrode plate de 4 centimètres de diamètre et on procède à la faradisation de la tumeur thyroïdienne.

On l'applique d'abord immédiatement au-dessus de la fourchette du sternum, en évitant de presser sur les saillies osseuses, ce qui est douloureux. En ce point, la majorité des malades peuvent supporter une force de courant bien supérieure à ce que l'on croirait de prime abord et il n'y a pas contraction des muscles voisins.

Si la tumeur thyroïdienne est volumineuse, on promène ensuite l'électrode sur ses parties saillantes, en appuyant.

Puis on excite les contractions des muscles sterno-hyoïdiens et sterno thyroïdiens, en touchant leurs points moteurs.

Certains malades accusent un soulagement immédiat et même une sensation agréable, lorsqu'on provoque la contraction du diaphragme par l'excitation des nerfs phréniques. Cela ne doit se faire qu'en suivant le rythme naturel de la respiration.

4° Jusqu'à ce moment de la séance, la petite électrode a été négative. Maintenant on renverse le sens du courant et on passe à la faradisation de la région précordiale. Pour cela, le tampon est placé sur le troisième espace intercostal gauche, au voisinage du sternum, et on laisse agir le courant, assez faible pour provoquer tout au plus des contractions fibrillaires du grand pectoral, pendant deux ou trois minutes.

Toute l'opération a duré dix ou douze minutes. Les séances doivent être faites au moins tous les deux jours. Il ne peut y avoir que de l'avantage à les faire quotidiennes.

Germain Sée.

I. Traitement médical. — Pour combattre les palpitations qui sont dues à la paralysie des nerfs vagues, prescrire la teinture de *Veratrum viride*, à la dose de X gouttes par jour pour commencer, puis successivement aux doses de XII, XV et XX gouttes par jour, fractionnées en trois ou quatre fois, et continuer l'usage de ce médicament, pendant plusieurs semaines ou plusieurs mois.

L'action du *Veratrum viride* se soutient plus longtemps que celle de la vératrine, et se rapproche de celle de la digitale, sans avoir l'inconvénient d'augmenter la pression vasculaire.

II. Traitement hydrothérapique. — En même temps, le malade est soumis à un traitement hydrothérapique.

Potain.

Calmer l'irritabilité du système nerveux.

Prescrire les courants continus, de la nuque à la partie inférieure du tronc.

Pour ce qui est du mode d'application du courant continu, voici le procédé opératoire généralement adopté. On applique les deux rhéophores de chaque côté du cou, au niveau du ganglion cervical supérieur, puis au niveau des pneumo-gastriques, en faisant passer un courant d'une intensité de 3 à 8 milliampères, suivant la tolérance, pendant huit à dix minutes.

On fait une séance tous les jours, pendant vingt-cinq à trente jours, puis on suspend le traitement, pour le reprendre au bout de huit jours.

Jaccoud.

I. Traitement externe. — Deux ordres de moyens priment tous les autres : l'*hydrothérapie* et l'*électricité*.

1° *Hydrothérapie*. — Douches chaudes d'abord, puis tièdes et de peu de durée, puis plus froides et plus longues.

2° *Electricité*. — Électrisation bilatérale du cou par des courants continus ascendants, de faible intensité.

Répéter ces pratiques, tous les jours.

II. Traitement interne. — Au début, prescrire simultanément l'acide arsénieux et le bromure de potassium. Donner 4 milligrammes d'arsenic en deux fois, le matin et l'après-midi, entre les repas.

III. Régime. — Le régime lacté partiel est un puissant moyen de soulagement; le régime lacté intégral est recommandé dans les formes graves.

Continuer ce traitement avec patience pendant des semaines et des mois. Il soulage le plus souvent, mais les guérisons définitives sont rares.

Dieulafoy.

Voici un traitement pathogénique nouveau, dont l'idée première nous est venue par analogie avec ce qui se passe chez les tuberculeux en proie à une hémoptysie, ou chez lesquels on craint une hémoptysie en raison de l'agitation du cœur, de l'éréthisme cardio-vasculaire. Dans ces cas, on administre de l'ipéca, et, sous l'influence de ce médicament, le pouls diminue de fréquence et d'amplitude, l'éréthisme cesse, et, consécutivement, l'hémoptysie est arrêtée ou empêchée.

Or, dans la maladie de Basedow, l'indication primordiale à remplir est également de combattre l'éréthisme cardio-vasculaire.

Dans ce but, traiter cette affection comme on traite les malades en proie à l'hémoptysie ou en imminence d'hémoptysie (1).

Associer l'ipéca à la digitale et à l'opium, dans des pilules ainsi composées :

Poudre d'ipéca	35 milligr.
— de feuilles de digitale......	2 centigr.
Extrait d'opium	25 dixièmes de milligr.

1. Voy. plus loin l'article *Hémoptysie*, p. 139.

Pour une pilule. En prendre quatre à six, en vingt-quatre heures.

Sur plusieurs malades atteints de goitre exophtalmique et traités de cette façon, une amélioration considérable de tous les symptômes a été la règle; certainement aucun traitement n'aurait donné un pareil résultat.

L'effet de cette médication se traduit par une atténuation des symptômes de la maladie, atténuation bien appréciable au bout de quelques jours, très notable après quelque mois, et équivalant à une guérison.

Le seul inconvénient de ce traitement est, dans certains cas, la diarrhée, qui persiste jusqu'à ce que l'accoutumance se soit produite.

H. Rendu.

I. Hydrothérapie. — Les douches froides ralentissent les contractions cardiaques et calment l'éréthisme nerveux. L'hydrothérapie convient surtout aux personnes chez lesquelles la névrose se complique d'anémie.

En tous cas, graduer la douche d'après l'impressionnabilité des sujets.

Aux personnes très excitables, on commence par administrer une douche en pluie chaude de quelques secondes de durée : puis, au bout de quelques jours, on termine par une douche froide instantanée, dont on accroît progressivement la durée, sans jamais dépasser plus d'une à deux minutes.

Aux personnes moins excitables, chez lesquelles l'anémie domine, on donne d'emblée la douche froide à la lance, en évitant la région cervicale.

S'il y a lieu de tenter une cure minérale, essayer de l'une ou l'autre des eaux suivantes : Saint-Nectaire, Châtel-Guyon, Ussat, Plombières, Néris, Lamalou.

II. RÉGIME. — Les malades s'abstiendront complètement de thé, de café, d'alcool et de tabac, et ne se livreront à aucun effort musculaire prolongé.

Pierre Marie.

TRAITEMENT THYROÏDIEN. — Quand on pratique le traitement thyroïdien chez l'homme, on obtient les principaux symptômes de la maladie de Basedow : tachycardie, tremblements, céphalalgie, agitation, insomnie, élévation thermique.

Au contraire, ce traitement détermine l'aggravation de la maladie de Basedow chez les personnes qui en sont atteintes.

Cependant nous ne croyons pas que cette dernière maladie soit due à une affection pure du corps thyroïde, telle que son hyperfonctionnement.

En effet, jamais l'ingestion de corps thyroïde n'a déterminé l'exophtalmie; de même la résection du corps thyroïde, chez ces malades, n'a pu supprimer l'exophtalmie.

Selon nous, le système nerveux joue le premier rôle dans la maladie de Basedow; sous l'influence de ce trouble du système nerveux, il se produit un hyperfonctionnement du corps thyroïde, d'où les troubles thyroïdiens que l'on observe dans ce syndrome.

HÉMATÉMÈSE.

Albert Mathieu.

I. RÉGIME. — Immobiliser le malade.
Ordonner le régime lacté.

Dans les cas graves, on devra, pendant quelques jours, faire l'alimentation par le rectum.

II. TRAITEMENT. — Donner d'une façon continue la glace par petits fragments.

L'opium, les piqûres de morphine peuvent être utiles.

Comme hémostatiques, employer l'ergotine, en potion ou en injections sous-cutanées.

Dans quelques cas, l'anémie produite par l'hématémèse pourra être si considérable, que la transfusion du sang(1) deviendra nécessaire; c'est surtout avec l'ulcère rond que l'on est obligé de recourir à cette suprême ressource.

HÉMOGLOBINURIE.

Albert Robin.

I. PENDANT L'ACCÈS. — Faire mettre immédiatement le malade au lit, le réchauffer.

Administrer des boissons chaudes.

Faire des frictions cutanées.

II. APRÈS L'ACCÈS. — Il ne suffit pas de guérir l'accès, il faut encore guérir la maladie, et prévenir ainsi le retour de phénomènes semblables.

Donner les préparations antisyphilitiques, ou le sulfate de quinine, suivant la cause connue ou supposée.

Traiter les syphilitiques par le mercure et l'iodure.

Les paludéens par le sulfate de quinine et le quinquina.

Les anémiques, par les toniques et les ferrugineux.

Les uricémiques, par le régime, les benzoates et l'acide arsénieux.

L'hydrothérapie pourra avoir de bons résultats :

1. Voyez plus loin, *Transfusion du sang*, p. 223.

mais, sous peine d'insuccès, l'employer avec prudence, les douches, d'abord chaudes, ne deviendront froides que graduellement et lentement. En outre, il serait bon de commencer le traitement en été.

III. Régime. — 1° *Exercices.* — Eviter la fatigue et le refroidisssement.

Engager le malade à s'abstenir pendant un certain temps de tout acte vénérien.

2° *Alimentation.* — Surveiller l'alimentation et interdire les aliments oxaliques (oseille, tomates), ceux qui renferment beaucoup de matières extractives (viandes marinées, charcuterie), ceux qui exercent une action spéciale sur le rein (asperges, épices, thé, café, bière).

En outre supprimer les boissons alcooliques.

HÉMOPÉRICARDE

Albert Mathieu.

Si l'on pratique la paracentèse, il faut se borner à une évacuation partielle, car la décompression rapide pourrait amener des ruptures vasculaires nouvelles et une hémorragie grave.

HÉMOPHILIE.

Cadet de Gassicourt.

Prescrire la potion styptique suivante :

Infusion de roses rouges..........		100 gr.
Sirop de roses..................	} àà	30 —
— de cachou..................	}	
Extrait de ratanhia................		2 gr.
Eau de Rabel....................		XV gouttes
Alun pulvérisé...................		0 gr. 50

M. s. a. — Par cuillerées à bouche, toutes les demi-heures.

HÉMOPTYSIE.

Germain Sée.

Hémoptysie des tuberculeux. — L'essence de térébenthine a été très conseillée ; en donner 2 à 6 grammes.

On peut aussi recourir à la terpine, à la dose de 0 gr. 20 à 0 gr. 50.

Peter.

Administrer le kermès, à la dose de 2 à 3 grammes, dans une potion, à boire par cuillerées, d'heure en heure.

On peut aussi prescrire :

Eau distillée	200 gr.
Sirop de morphine	30 —
Ergotine.	5 —
Teinture de digitale	2 —

F. s. a. — Une cuillerée, toutes les heures.

Grancher et Hutinel.

I. Traitement externe. — Appliquer, sur le thorax, des sinapismes, des ventouses sèches et parfois des ventouses scarifiées.

En même temps, chercher à produire une dérivation avec les pédiluves et les manuluves irritants, et même à l'aide de la ligature des membres.

II. Traitement interne. — Administrer de la glace, de l'eau de Rabel et surtout de l'ergot de seigle ou de l'ergotine, de préférence au tannin, au ratanhia et au perchlorure de fer.

Si l'hémoptysie est menaçante en raison de son abondance, faire prendre d'un coup 2 à 3 grammes de poudre d'ipéca, qui provoquent la nausée, et déterminent un spasme des vaisseaux.

III. Régime. — Repos au lit, sans parler, dans une chambre à température modérée.

Cadet de Gassicourt.

Hémoptysie chez l'enfant. — I. Traitement externe. — Ventouses sèches ou sinapismes sur la poitrine.

Applications froides aux mains.

II. Traitement interne. — Prescrire :

N° 1.	Alun en poudre	0 gr. 05
	Eau de Rabel	XV gouttes
	Extrait de ratanhia	2 gr.
	Sirop de roses	àà 30 —
	— de cachou	
	Infusion de roses rouges	160 —

F. s. a. — Par cuillerées à dessert, de demi-heure en demi-heure.

N° 2.	Perchlorure de fer	0 gr. 40 à 1 gr.
	Sirop de cannelle	30 —
	Eau distillée	100 —

M. — Par cuillerées à bouche, toutes les demi-heures.

N° 3.	Ergotine	1 gr.
	Sirop de ratanhia	30 —
	Eau distillée	100 —

M. — Par cuillerées à dessert, toutes les heures.

III. RÉGIME. — Repos absolu dans la station assise. Défense de parler ou de tousser.

Lait glacé.

Hémoptysie grave. — Prescrire :

Sirop d'ipéca	30 gr.
Poudre d'ipéca	30 centigr.

M. — Par cuillerées à café ou à dessert, toutes les cinq minutes, jusqu'à effet vomitif.

Henri Huchard.

Hémoptysie des tuberculeux. — Prescrire les pilules hémostatiques :

Ergotine	ââ 2 gr.
Sulfate de quinine	
Poudre de digitale	ââ 0 — 20
Extrait de jusquiame	

F. s. a. — Pour vingt pilules; en prendre cinq à huit par jour.

Conseiller les injections sous-cutanées d'ergotine à 1/10 : une seringue de Pravaz.

E. Barié.

Hémoptysie des cardiaques. — I. TRAITEMENT EXTERNE. — Employer les vésicatoires, comme révulsifs.

II. TRAITEMENT INTERNE. — S'adresser à l'ipéca et à l'opium; ce dernier sera prescrit de la manière suivante : une pilule d'extrait thébaïque de 0 gr. 025 d'heure en heure et jusqu'à somnolence : on peut aller jusqu'à 0 gr. 25 et même, 0 gr. 40 par jour.

Une fois l'hémoptysie arrêtée, on continuera le même mode d'administration pendant trois jours, puis on diminuera graduellement les doses.

J. Comby.

L'ergot peut remplacer l'ergotine ou l'ergotinine ; lui associer la quinine, utile par son action sur les vaisseaux et la digitale :

Poudre d'ergot de seigle......... }	ââ 0 gr. 10
— de digitale.................. }	
Sulfate de quinine.............. }	
Glycérine...........................	Q. S.

Pour une pilule : en prendre quatre ou cinq par jour.

HÉMORRAGIE.

Dieulafoy.

Hémorragie cérébrale. — Faire usage des émissions sanguines : sangsues derrière les oreilles, saignées générales.

Révulsifs aux extrémités inférieurs.

Purgatifs.

Dujardin-Beaumetz.

1° Prescrire une *potion antihémorragique* :

Acide sulfurique dilué...........	10 à 15 gr.
Teinture d'opium....................	XX gouttes
Décoction de ratanhia..............	150 gr.

F. s. a. Une cuillerée à bouche toutes les heures.

2° Associer la teinture d'*Hamamelis* à la teinture d'*Hydrastis* :

Teinture d'Hamamelis.......... }	ââ 5 gr.
— d'Hydrastis canadensis . . }	

Le malade prendra, avant le déjeuner et le dîner, XX gouttes, dans un demi-verre d'eau.

Hémorragie cérébrale. — I. PENDANT L'ATTAQUE. — Veiller aux fonctions de l'intestin et de la vessie.

II. APRÈS L'ATTAQUE. — S'il y a menace d'inflammation cérébrale, saignées ou sangsues aux apophyses mastoïdes.

Glace sur la tête.

Laveran.

Hémorragie cérébrale. — I. PENDANT L'ATTAQUE APOPLECTIQUE. — Si le malade est sanguin, pléthorique, si le pouls est plein, régulier, si la face est congestionnée : saignées, sangsues à l'apophyse mastoïde.

S'il s'agit de vieillards, d'individus faibles, anémiques, à pouls petit, inégal et ayant une affection organique du cœur, s'abstenir des émissions sanguines.

Sinapismes aux membres inférieurs.

Lavement purgatif (I goutte d'huile de croton).

Vider la vessie.

II. APRÈS L'ATTAQUE (HÉMIPLÉGIE). — Frictions légères sur les parties paralysées avec une flanelle, imbibée d'alcool camphré.

Après le cinquième ou sixième mois, électriser séparément les muscles paralysés.

Bains sulfureux. Hydrothérapie.

III. HYGIÈNE. — Éviter alcool, café, thé, repas prolongés, coït, émotions, excès de travail, colère.

Combattre la constipation, au moyen des purgatifs.

Chantemesse.

Hémorragie intestinale dans la fièvre typhoïde. — L'hémorragie intestinale du début, celle des cinq à six premiers jours, nécessite l'usage du bain froid.

Il n'en est plus de même de l'hémorragie qui survient au moment de la chute des escarres ou plus tard. Elle doit faire proscrire complètement les bains.

Henri Huchard.

A certaines hémorragies (*métrorragie, épistaxis, hémoptysie*), conviennent les médicaments vaso-constricteurs (ergotine, sulfate de quinine).

A d'autres hémorragies au contraire, sont applicables des médicaments vaso-dilatateurs (opium et morphine).

Prescrire des injections de morphine, à la dose de quatre à cinq par jour; chaque injection représente 5 à 6 milligrammes de principe actif.

Hémorragie cérébrale. — Traitement préventif. — Iodures à la dose de 0 gr. 50 à 1 gramme, par jour.

Diète sèche, pour diminuer la pression vasculaire.

Hémorragie utérine. — Prescrire :

N° 1.	Ergotine	} àà	2 gr.
	Sulfate de quinine		
	Poudre de digitale	} àà	0 — 20
	Extrait de jusquiame.		

F. s. a. vingt pilules. — En prendre de cinq à dix par jour.

N° 2. Teinture d'Hamamelis virginica. X gouttes

A prendre chaque jour.

Nº 3. Teinture d'Hydrastis canadensis	XX à XXX gouttes	

A prendre en vingt-quatre heures.

Nº 4. Teinture de Cannabis indica. . .	2	gr.
Hydrolat de tilleul.	100	—
— de fleurs d'oranger. .	25	—
Teinture de cannelle.	5	—
Julep gommeux.	120	—

F. s. a. — A donner par cuillerées à soupe, toutes les heures.

Eaux de Léchelle, de Tisserand.

Perchlorure de fer (1).

HÉMORROÏDES.

Potain.

I. Prophylaxie. — Avant tout, prévenir la fluxion.

II. Régime. — De tous les moyens préconisés, le régime est le plus essentiel, c'est-à-dire avoir une vie active et éviter la constipation, non pas par des drastiques qui iraient à l'encontre du but poursuivi, en augmentant l'état fluxionnaire de l'intestin et des vaisseaux hémorroïdaires, mais par des laxatifs, dont les meilleurs sont : l'huile de ricin, la fleur de soufre seule ou associée à la crème de tartre, la magnésie à petites doses (0 gr. 50) chaque matin, de façon à amener une selle régulière.

III. Traitement médical. — Si la congestion s'est produite, et surtout si elle est intense, il faut la combattre, elle et les hémorragies auxquelles elle peut

(1) Voir en outre les articles *Hémorragie de la délivrance*, *Hémorragie puerpérale*, *Hémorragie utérine* dans Lefert, *La pratique gynécologique et obstétricale dans les hôpitaux de Paris*.

donner lieu : prescrire le repos dans la position horizontale, et, à l'intérieur, les astringents. On a préconisé beaucoup, et avec raison, les irrigations, les douches ascendantes froides, administrées sans violence.

A côté du froid, on peut aussi employer le système opposé, c'est-à-dire la chaleur, aussi élevée qu'il est possible de la supporter, par exemple des lavements à 40° répétés plusieurs fois par jour; ils amènent, en général, un soulagement notable et durable.

IV. Traitement chirurgical. — Si ces moyens échouent, recourir à la dilatation du sphincter, soit avec les doigts, soit avec le spéculum ; elle combat avec succès toute tendance du sphincter à la contracture.

Dujardin-Beaumetz.

I. Traitement médical. — Prescrire l'alcoolature d'*Hamamelis virginica*, qui s'emploie à l'intérieur et localement.

La dose peut être très variable, et peut être portée très haut, l'*Hamamelis* ne renfermant aucun principe toxique.

Voici les formules généralement conseillées :

1° *Potion* :

Extrait fluide d'Hamamelis.......	} àà	50 gr.
Sirop d'écorces d'oranges amères.	}	
Teinture de vanille		XX gouttes

Mèler. — A prendre par cuillerées à café.

2° *Pilules* :

Extrait sec ou hamameline.........	0 gr. 50

Pour dix pilules : une à trois par jour.

3° *Pommade* :

Extrait d'Hamamelis...............	0 gr. 20
Beurre de cacao	10 —
Huile d'amandes	Q. S.

4° *Suppositoire* :

Extrait d'Hamamelis..............	0 gr. 05
Beurre de cacao................	5 —

Dans les cas aigus, donner XXIV gouttes d'alcoolature d'*Hamamelis* par jour en trois fois, diluées dans un peu d'eau.

Même dès les premiers jours, le flux sanguin est supprimé, la douleur disparait et les bourrelets hémorroïdaux s'affaissent et se flétrissent.

Lorsque la résolution est obtenue, administrer encore pendant un mois X gouttes, matin et soir.

On peut encore prescrire le *Capsicum annuum* (piment), sous forme de pilules ou en poudre, à la dose de 75 centigrammes à 2 grammes par jour, ou bien à l'état d'extrait aqueux, à la dose de 50 à 80 centigrammes, moitié le matin, moitié le soir.

II. Traitement chirurgical. — Dans les formes très douloureuses et anciennes, pratiquer la dilatation digitale du sphincter.

Dans certaines circonstances, il est nécessaire de rappeler le flux hémorroïdaire. Formuler le suppositoire suivant :

Beurre de cacao..................	1 gr.
Tartre stibié	0 gr. 15 à 0 — 30

Pour un suppositoire.

V. Audhoui.

Prescrire :

Onguent populeum................		30 gr.
Cérat saturné...................		10 —
Antipyrine......................		3 —
Extrait de belladone	àà	1 —
— thébaïque................		

Mêler exactement.

Faire des onctions sur les tumeurs hémorroïdales douloureuses et non fluentes, ou après avoir fait cesser l'hémorragie si elle était trop abondante.

Lavements quotidiens, pour éviter la constipation.

P. Reclus.

Hémorroïdes externes. — Faire coucher le malade sur le côté, la jambe qui ne repose pas sur la table fortement repliée sur l'abdomen, de manière à bien découvrir la région anale.

Commencer par insensibiliser la muqueuse, car elle est excessivement irritable : pour cela, enfoncer dans le rectum un tampon de ouate hydrophile imbibé de la solution de cocaïne et enroulé autour d'une pince à forcipressure ; en même temps, maintenir appliqué sur l'anus même un autre bourdonnet de ouate imbibé aussi de cocaïne.

Enfoncer alors un doigt dans le rectum ; de l'autre main, armée d'une seringue de Pravaz, qui contient une solution à 2 pour 100, faire six piqûres d'une demi-seringue chacune, tout autour de l'anus ; faire pénétrer l'aiguille de la seringue entre la muqueuse et le tissu cellulaire qui entoure le rectum, et pousser le piston en même temps qu'elle chemine dans les tissus. Cette mesure évite l'injection possible dans les veines, qui à cet endroit sont nombreuses, d'une trop grande quantité de cocaïne, ce qui pourrait produire des accidents.

L'anesthésie est suffisante et parfois complète.

Lorsqu'on la juge arrivée au degré voulu, introduire dans le rectum un spéculum bivalve à longues branches, et faire la dilatation graduelle.

HÉMOSTASE.

Henri Huchard.

L'antipyrine a une action hémostatique qui est supérieure à celle du perchlorure de fer et de l'ergotine et qui se produit avec une grande rapidité. On l'emploie en solution à 10 pour 100.

HYDROPÉRICARDE.

Jaccoud.

I. Traitement interne. — Diurétiques, purgatifs, sudorifiques.

II. Traitement externe. — Vésicatoires volants. Paracentèse du péricarde, seulement si la cause hydropigène n'est pas immédiatement mortelle.

III. Régime. — Lait.

E. Barié.

Administrer les révulsifs et les diurétiques, en n'oubliant pas de s'occuper des causes : mal de Bright, tuberculose.

En cas d'abondance du liquide épanché, on peut recourir à la paracentèse du péricarde.

HYDROPISIES.

Germain Sée.

Hydropisies cardiaques. — I. Traitement par la lactose. — 1° *Propriétés de la lactose.* — La lactose qui fait partie de la composition normale du lait, où elle se trouve dans la proportion de 5 pour 100, constitue le plus puissant diurétique, en même temps le plus inoffensif de tous. C'est elle seule, parmi les principes constituants du lait, qui donne à ce liquide des propriétés de ce genre; les autres principes du lait, l'eau et les sels, n'ont pas d'action manifeste ou utile; le chlorure de sodium n'ajoute rien à la polyurie due au sucre de lait et les sels de potasse eux-mêmes n'y ont qu'une part très restreinte.

Le lait, pris à hautes doses, produit bien la diurèse, mais il détermine en même temps une glycosurie très évidente, un diabète passager qui entraîne le sucre normal au dehors; il provoque, en outre, une perte considérable d'urée, ce qui fait que, finalement, la cure de lait constitue un régime à double dénutrition, par le sucre normal qui se perd, et par les albuminates qui se détruisent; c'est une inanition qui se prépare par une glycosurie et une azoturie.

Le sucre de lait permet d'éluder tous ces inconvénients et ces dangers; en effet, une action diurétique énorme s'obtient à l'aide de 100 grammes de lactose, c'est-à-dire la quantité contenue dans 2 litres de lait, tandis qu'on n'est pas sûr d'atteindre ce but avec 4 ou 5 litres de lait. Avec la lactose, pas de glycosurie, car le sucre reste dans le sang; pas d'azoturie, car les albuminates ne quittent pas l'organisme. Si 2 litres de tisane lactosée équivalent à 4 litres de lait, c'est qu'ici la lactose n'est pas isolée, elle est combinée ou entravée dans son action par la caséine et la graisse.

La polyurie résultant de l'usage interne de 100 grammes de lactose dissoute, dépasse toutes les polyuries médicamenteuses; elle atteint rapidement le chiffre de 2 litres 1/2 d'urine par jour, s'élève presque constamment à 3 litres 1/2 et même 4 litres 1/2 vers le troisième jour. A partir de ce moment, elle reste stationnaire, ou s'abaisse à 2 litres 1/2 pendant quelques jours. Pendant ce temps, les hydropisies disparaissent presque à coup sûr, le sang se trouve déshydraté; c'est pourquoi la diurèse n'est plus aussi intense, aussi complète qu'au début du traitement. Mais, après quelques jours de répit, on peut, par le même moyen, obtenir à nouveau la déshydratation du sang et la résorption des liquides de l'hydropisie.

L'emploi isolé de la lactose a été appliqué au traitement des différentes variétés d'hydropisies et particulièrement à celui des épanchements cellulaires ou séreux liés à l'évolution des maladies du cœur dans la période d'asystolie.

Le résultat est immédiat et remarquable.

2° *Mode d'action de la lactose.* — Quel est le mécanisme de cette propriété de la lactose? La lactose n'est ni un endosmotique, ni un modificateur vasculaire, mais elle agit directement sur le rein. Elle épargne au malade les pertes d'urée et l'inanition qui suivent la cure lactée prolongée et elle permet l'alimentation carnée, seule capable de restaurer les forces d'un organisme épuisé.

Quels sont les effets comparés de la lactose sur les hydropisies d'origine cardiaque et rénale? On peut dire qu'elle agit d'une manière sûre dans les hydropisies d'origine cardiaque, mais d'une manière douteuse ou même nulle dans les hydropisies d'origine rénale. Dans les affections du cœur, ce médicament n'échoue que chez les cardiaques dont le rein est devenu brightique et quand l'albuminurie atteint 60 à 90 centigrammes par litre d'urine. Tant que la quantité d'albumine est minime, ce résultat reste favorable, ce qui fait supposer qu'il n'existe alors qu'une stase veineuse dans les reins. On peut, pour ainsi dire, mesurer par la diurèse lactosique le degré de la lésion rénale et son avancement vers les lésions brightiques.

On peut voir aussi l'action diurétique du médicament interrompue par d'autres causes que par l'altération des reins. Il survient parfois une diarrhée qui naturellement dissipe la diurèse; d'autres fois, ces malades ont depuis un temps plus ou moins long des sueurs profuses ou des transpirations accidentelles qui contribuent à la déperdition de l'eau du sang et enrayent ainsi la polyurie, mais celle-ci ne tarde pas à reparaître; les impédimenta sont faciles à éluder.

3° *Mode d'administration de la lactose.* — Le médicament est, en général, parfaitement supporté.

On doit le prescrire pendant huit ou dix jours; cela suffit pour déterminer une véritable déshydratation et une sorte de dessèchement des tissus; on en interrompt alors l'usage pendant quelques jours pour le prescrire à nouveau.

S'il est mal toléré, ce qui est exceptionnel, on peut corriger la fadeur de la tisane lactosique par l'addition d'un peu d'eau-de-vie ou de menthe.

Dans tous les cas, il importe de diminuer ou même de supprimer toutes les autres boissons, y compris le bouillon et surtout le lait, qui devient inutile et souvent même nuisible, en ce sens qu'il encombre l'estomac et empêche toute autre alimentation. Or, à cet égard, la lactose présente un avantage immense: elle permet au malade, à sa grande satisfaction, de prendre toute espèce d'aliments; elle permet au médecin de prescrire le régime carné, bien autrement nutritif et souvent indispensable pour soutenir les forces défaillantes du cardiaque arrivé à l'évolution complète de sa maladie.

Nous avons donc, dans la lactose, le remède diurétique des affections du cœur arrivées à la période troublée ou asystolique, le vrai remède curatif des hydropisies cardiaques, toujours graves, souvent irrémédiables, même des hydropisies qui ont résisté aux autres moyens polyuriques.

II. Traitement par la lactose et l'iodure de potassium. — Comme l'asystolie comprend constamment un autre élément des plus compromettants pour la vie, c'est-à-dire la *dyspnée cardiaque*, la lactose, qui est, comme la plupart des autres diurétiques, impuissante contre le trouble profond de la respiration, devra être secondée par l'iodure de potassium.

Par l'iode et la potasse, cette substance constitue le vrai médicament du cœur et de la circulation; le pouvoir diurétique lui manque seul. Mais si on l'associe à la lactose, on possède alors un traitement merveilleux des affections cardiaques.

III. Traitement par la théobromine. — 1° *Mode d'action*. — L'action de la théobromine se manifeste d'une manière infaillible dans les hydropisies d'origine cardiaque, même les plus avancées. Après les échecs successifs de tous les autres diurétiques (digitaline, strophantine, caféine), la diurèse peut, sous l'influence de la théobromine, s'élever, en trois ou quatre jours, à 2 litres et jusqu'à 6 litres d'urine; et, au fur et à mesure que les urines augmentent, toutes les hydropisies reculent, tous les liquides se résorbent d'une manière évidente et proportionnelle à la polyurie; celle-ci se produit même quand il y a un certain degré d'albuminurie et se traduit non seulement par l'excès d'eau, mais par la présence de tous les principes normaux de l'urine, et entre autres ceux de l'urée.

La supériorité de la théobromine sur les autres diurétiques provient de son action directe et absolument inoffensive sur le parenchyme du rein.

Au contraire, les autres diurétiques, comme la digitale, le strophantus, n'agissent qu'en excitant les vaisseaux et en renforçant le cœur; or, une pareille intervention ne saurait se soutenir ni dépasser une certaine intensité.

La caféine a une autre infériorité que les diurétiques à haute pression ; elle s'accompagne d'une excitation cérébrale, d'une excitation psychique inévitable, qui seule suffit pour en restreindre l'emploi. La théobromine au contraire ne produit pas le moindre signe d'intoxication, et, sauf quelques nausées, elle agit d'une manière absolument inoffensive dans la genèse de la polyurie.

Quelle que soit la cause de l'hydropisie cardiaque, qu'elle soit due à une lésion de l'aorte ou de la valvule mitrale, à une dégénérescence du muscle cardiaque, — l'effet de la théobromine est le même.

2° *Mode d'administration.* — On prescrira au malade, qui gardera le repos horizontal :

Le premier jour, 3 grammes, à l'aide de trois pastilles de 1 gramme ou de six pastilles de 1/2 gramme ;

Le deuxième jour, 4 grammes ;

Le troisième jour, 5 grammes.

On ne manque pas de provoquer une diurèse efficace, suivie de la disparition de l'*œdème* même généralisé, ainsi que de l'*ascite* qu'on est dispensé ainsi de ponctionner. Lorsque les hydropisies ont une autre cause que les maladies du cœur et sont d'origine brightique, les effets sont très variés et discutables.

Le seul moyen d'administrer la théobromine est sous forme de pastilles ou de capsules, car elle est insoluble d'une manière absolue dans l'eau, l'alcool, l'éther.

En Allemagne, on a lancé dans le commerce, sous le nom de *diurétine*, une substance qui serait de la théobromine, dissoute dans le salicylate de soude, comme on fait du salicylate de caféine. Mais cette solubilité ainsi comprise n'existe point ; on ne l'obtient que par la soude à 4 pour 100 ; la diurétine offre de nombreux dangers, tandis que la théobromine en nature s'absorbe difficilement, mais sans inconvénient, probablement dans l'intestin, et produit tous les effets curatifs sans aucun effet fâcheux durable.

De plus, la théobromine n'exige pas l'ingestion d'une grande quantité de liquide, et sous ce rapport elle a un avantage marqué sur la lactose, excellent diurétique, mais proportionné comme effet à la quantité de sucre de lait qui exige 1 litre d'eau pour 50 grammes de lactose, et n'opère qu'à 100 grammes, c'est-à-dire avec 2 litres d'eau.

Il résulte de ces données que la théobromine peut se prescrire avec une alimentation ordinaire, pourvu que le régime soit modéré.

Suspendre le médicament pendant quelques jours; puis, pour maintenir l'effet obtenu, prescrire, pendant trois jours, 1/2 milligramme de digitaline ou 3 grammes de théobromine sans aucun autre adjuvant, si ce n'est l'iodure de calcium lorsqu'il survient quelques signes d'oppression.

Avec l'observation de ces règles, on n'a jamais vu de rechute chez aucun malade.

Dujardin-Beaumetz.

I. Régime. — Régime lacté.

II. Traitement général. — Lactose, purgatifs drastiques.

III. Traitement local. — Piqûres, pointes de feu, ponction aspiratrice, paracentèse abdominale.

Jules Simon.

Hydropisie avec œdème de la face. — Prescrire les pilules diurétiques suivantes :

Extrait de scille............	} àà 2 à 10 gr.
Poudre de scille............	
Gomme pulvérisée..............	Q. S.

Pour vingt pilules. — Une à deux, à chaque repas.

Hydropisie consécutive à une affection du cœur. — Associer aux pilules diurétiques la poudre de digitale.

Lépine.

Hydropisies cardiaques. — Intervenir contre l'*hydrothorax* qui aggrave par sa présence et d'une façon toute mécanique le fonctionnement déjà troublé du cœur. Plusieurs cardiaques ainsi ponctionnés ont été très notablement soulagés. Les petites quantités de liquide contenu dans la plèvre se reconnaîtront à l'aide d'un signe important, le déplacement de la matité.

De même, il est utile d'évacuer la sérosité œdémateuse des membres inférieurs : bien que moins indispensable que l'évacuation de la plèvre, cette extraction amène parfois une amélioration dans l'état des malades; on la pratiquera de préférence avec les tubes de Southey.

Enfin, la saignée est également indiquée et cela pour deux raisons : d'abord, parce que la résorption est favorisée par les émissions sanguines et ensuite, parce qu'elle fait disparaître les accidents d'urémie qu'on observe quelquefois chez les cardiaques. En effet, les matériaux toxiques retenus dans le sang contribuent pour une certaine part à la production des hydropisies, soit en parésiant le centre vaso-moteur, soit de toute autre manière.

Conseiller la caféine, surtout en injections souscutanées et même la digitaline absorbée par la même voie.

HYPERTROPHIE DU CŒUR.

Germain Sée.

Hypertrophie cardiaque de croissance. — I. Hygiène. — Entourer de petits soins les enfants atteints d'hypertrophie cardiaque; diminuer leur travail physique et intellectuel; les nourrir bien, les faire vivre au grand air.

II. Traitement. — 1° *Digitale.* — Employer la digitale, sous forme de macération froide de feuilles énervées et pulvérisées, à la dose de 5 à 10 centigrammes; elle est indiquée dans les formes arythmiques et les dilatations cardiaques, mais ne doit pas être prolongée.

2° *Iodure de potassium.* — L'iodure de potassium sera prescrit à la dose de 50 centigrammes à 1 gramme par jour, pendant des mois entiers.

3° *Muguet.* — Le muguet, qui ne s'accumule pas comme la digitale, pourra être donné pendant longtemps.

On emploie l'extrait aqueux, à la dose de 1 gr. 50 par jour, ou la convallamarine, à la dose de 5 à 10 centigrammes chez l'adulte et de 2 à 4 centigrammes chez l'enfant. Elle est très soluble dans l'eau légèrement acidulée.

Hypertrophie du ventricule gauche. — L'administration de l'iodure de potassium ne procure guère d'avantages.

A. Ferrand.

Hypertrophie du cœur avec asthme cardiaque. — I. Avant les attaques. — Prescrire :

N° 1.	Iodure de sodium.	25 gr.
	Infusion d'aunée	300 —

Chaque matin, deux cuillerées.

N°2.	Bromure de sodium	25 gr.
	Sirop d'aconit	50 —
	Infusion de houblon	250 —

Chaque soir, avant le dîner, deux cuillerées à bouche.

II. Pendant les attaques. — 1° Mettre les mains dans un vase d'eau chaude ;

2° Faire respirer un peu d'ammoniaque ;

3° Donner par gouttes, toutes les cinq à dix minutes (V gouttes à la fois) :

Laudanum	4 gr.
Eau de laurier-cerise	6 —

4° Faire une injection sous-cutanée de la solution suivante :

Sulfate d'atropine	0 gr. 01
— de morphine	0 — 20
Eau de laurier-cerise	10 —

III. Dans l'intervalle des attaques. — Faire prendre chaque jour, avant les deux repas, une cuillerée à bouche de :

Iodure de potassium	20 gr.
Sirop de capillaire	200 —

Prescrire des pilules ainsi composées :

Extrait de stramonium	ãã 0 gr. 20
Valérianate de zinc	

Pour deux pilules. Donner une pilule, matin et soir.

Tous les deux jours, prendre :

Sirop de nerprun	30 gr.
Crème de tartre	20 —

Dujardin-Beaumetz.

Prescrire :

Extrait hydro-alcoolique de laurier-rose	0 gr. 05
Conserve de roses	Q. S.

Pour une pilule ; une à trois par jour.

Constantin Paul.

Hypertrophie compliquée d'affections aortiques. — Prescrire les ferrugineux :

N° 1. Perchlorure de fer.......... L à LX gouttes

Prendre cette dose en deux ou trois fois, chaque jour.

N° 2. Liqueur de Fowler	1 gr. 50
Pyrophosphate de fer citro-ammoniacal	3 —
Sirop de fleurs d'oranger	60 —
— simple	260 —

Une à deux cuillerées à soupe par jour.

Hypertrophie avec aortite (athérome). — Prescrire :

Iodure de potassium......... 0 gr. 30 à 0 gr. 80

Hypertrophie avec syphilis. — Prescrire :

Iodure de potassium................ 2 gr.

Aug. Ollivier.

Fausse hypertrophie du cœur chez les enfants. — S'il existe en même temps de la *chloro-anémie*, du *nervosisme* ou de la *dyspepsie*, instituer un traitement approprié.

Puis, sans tarder, recourir à la gymnastique, non pas à des tours de force capables d'aggraver les accidents morbides, mais à une gymnastique modérée, méthodique, portant spécialement sur les bras. Grâce à ce moyen, on fera contracter énergiquement les muscles inspirateurs et par là on accroîtra les dimensions de la poitrine, l'énergie de l'hématose, et on rendra la nutrition plus active.

Hypertrophie vraie chez les enfants. — Conseiller la vie calme, mais ne pas renoncer complètement à la gymnastique des bras, faite avec prudence ; dilater le thorax rétréci et donner au cœur plus d'espace pour se mouvoir.

J. Comby.

I. Traitement. — Employer l'iodure de potassium.

II. Régime. — Repos prolongé.

Interdire l'usage des excitants, du thé, du café, de l'alcool, du tabac.

INJECTION DE SÉRUM.

Hayem.

Substituer à la transfusion du sang véritable (1) l'injection intra-veineuse de sérum physiologique, ainsi formulé :

Eau	1000 gr.
Sel marin	5 —
Sulfate de soude	10 —

Autoclaver cette solution à 120°.

Technique. — L'opération consiste à mettre à nu

1. Voir article *Transfusion du sang*, page 223.

une veine et à l'ouvrir; on y introduit alors une canule métallique, qu'on fixe par une ligature.

Pour pratiquer l'injection, on peut employer divers instruments, la poire de Hayem, le laveur de Tarnier, le transfuseur de Collin, ou la seringue de Félizet à piston en caoutchouc entièrement stérilisable par la chaleur.

INSUFFISANCES CARDIAQUES.

Potain.

Insuffisances aortiques et mitrales. — Les insuffisances aortiques ou mitrales récentes sont curables.

Il ne s'agit ici, en effet, que de déformations produites par des indurations, non encore passées à l'état fibreux et on peut aider à leur résolution par la médication iodurée.

Donner la préférence à l'iodure de sodium, moins excitant et moins altérant pour les tissus musculaires.

Ce médicament doit être employé à doses très modérées et réfractées, dans un état de dilution suffisante pour qu'il ne soit nullement agressif pour l'estomac et avec une très grande persévérance.

La forme sous laquelle il semble le plus commode de l'administrer est une solution dans l'eau à 2 pour 100. On fait prendre trois fois par jour, un peu avant le repas, une cuillerée à café de cette solution (contenant 10 centigr. d'iodure de sodium) dans une tasse d'infusion de fleurs ou de feuilles d'oranger, qui en masque suffisamment le goût. Cette dose est augmentée tous les deux jours d'une cuillerée à café, ajoutée à l'une des précédentes et portée progressivement jusqu'à six ou neuf par jour, suivant le cas et la tolérance du sujet. On arrive ainsi à une dose maximum de 0 gr. 90 qu'il ne faut pas dépasser.

Il est, d'ailleurs, d'autant plus nécessaire de maintenir ce dosage modéré, qu'à cette condition seulement on peut obtenir une longue tolérance et que cette longue tolérance est indispensable au succès du traitement. Ce n'est point, en effet, par une action soudaine, si intense soit-elle, qu'on peut espérer modifier le mode de nutrition et de prolifération dans des tissus à vie peu active, comme sont les tissus fibro-élastiques qui constituent des valvules du cœur. Les régressions y sont nécessairement très lentes et les réintégrations, progressives.

Ce traitement ioduré peut durer un an.

Mais pour éviter l'intolérance, la fatigue, il faut des interruptions. On peut prescrire trois semaines de traitement chaque mois, alternant avec huit jours de suspension.

Pendant ces huit jours, les préparations toniques : l'arsenic à doses modérées, les préparations aqueuses de quinquina sont tout indiquées.

Pour les goutteux, on y ajoutera utilement l'usage d'alcalins.

Enfin, certains sujets manifestent une intolérance presque absolue dès le début du traitement, les préparations iodo-tanniques mieux supportées peuvent suppléer à l'iodure.

Insuffisance tricuspidienne. — I. TRAITEMENT. — Digitale, sangsues sur la région du cœur ; soigner l'estomac.

II. RÉGIME. — Régime lacté.

Germain Sée.

Insuffisance aortique. — Prescrire le lavement suivant contre les crises de l'insuffisance aortique :

Eau de camomille................	150 gr.
Mucilage de gomme...............	Q. S.
Hydrate de chloral..............	3 gr.

Henri Huchard.

Insuffisance aortique. — Il ne faut point voir dans l'insuffisance aortique artérielle la seule lésion des valvules, et il faut instituer la médication pathogénique des symptômes observés. Celle-ci doit viser non seulement le cœur, non seulement l'inocclusion valvulaire et la lésion aortique, mais aussi la maladie artérielle tout entière avec ses manifestations multiples sur un grand nombre de viscères, mais encore tous les autres symptômes dérivant de l'insuffisance fonctionnelle des organes et surtout de la toxhémie par imperméabilité rénale et insuffisance hépatique.

Insuffisance mitrale. — Donner de la digitale.

LEUCÉMIE.

Constantin Paul.

Sirop d'iodure de fer (deux cuillerées par jour).

Inhalations d'oxygène.

Bains salés (Salins, Salies-de-Béarn), eaux d'Uriage et de La Bourboule.

Hydrothérapie, frictions, massage.

LIGATURES D'ARTÈRES.

Lucas Championnière.

Choisir un fil de catgut de grosseur convenable et solide; l'appliquer sur l'extrémité béante du vaisseau ou sur le vaisseau lui-même, en serrant fortement; faire un double nœud solide, couper les chefs du fil à ras et la plaie est réunie immédiatement par un ou deux plans de sutures.

LYMPHADÉNIE.

A. Gilbert.

Lymphadénie ganglionnaire aleucémique. — Le traitement arsenical est celui qui, sans contredit, a donné jusqu'à ce jour les moins mauvais résultats.

L'arsenic devra être prescrit à doses croissantes jusqu'à l'apparition de symptômes d'intoxication : picotements du nez, sécheresse de la bouche, rougeur des yeux. La dose administrée sera alors diminuée pour être maintenue aux limites de l'apparition des phénomènes toxiques.

La liqueur de Fowler est parfaitement appropriée à l'application de ce traitement progressif. On pourra, au début, en faire prendre par la bouche VI gouttes chaque jour, en trois fois. La dose sera d'abord augmentée de I goutte par jour, puis par deux, trois ou quatre jours, au fur et à mesure de la durée du traitement et de l'approche de la limite toxique.

Les malades devront donc incessamment demeurer sous la surveillance du médecin.

Nous avons observé plusieurs faits favorables à l'emploi de cette méthode et nous avons constaté une rétrocession marquée des tumeurs.

MALADIE D'ADDISON.

Peter.

I. TRAITEMENT. — Pratiquer, matin et soir, pendant un mois, des injections hypodermiques d'éther, la valeur d'une seringuée de Pravaz, suivies chaque fois d'une seringuée de caféine de 20 centigrammes.

Potion de Todd, additionnée de 4 grammes d'extrait de quinquina.

Bains sulfureux.

II. Régime. — Alimentation graduellement plus réparatrice.

MÉTRORRAGIES.

Dujardin-Beaumetz.

Prescrire l'*Hydrastis canadensis*, dont l'action vasculaire est démontrée physiologiquement, sous la forme de pilules, de teinture, de sirop et d'élixir.

1° *Pilules d'Hydrastis.* — Les préparer, en réduisant par évaporation 20 grammes d'extrait fluide à 6 grammes d'extrait sec. Elles se formulent ainsi :

Extrait sec d'Hydrastis canadensis..	3 gr.
— de seigle ergoté...........	1 — 50
Fer réduit par l'hydrogène.........	1 — 50

Pour soixante pilules; administrer deux à cinq pilules, toutes les vingt-quatre heures.

2° *Teinture d'Hydrastis.* — La prescrire dans l'eau, à raison de XX à XL gouttes par jour.

3° *Sirop d'Hydrastis.* — Préparer un sirop, contenant 100 parties d'extrait fluide pour 1000 parties de sucre. Deux à trois cuillerées à soupe par jour.

4° *Élixir d'Hydrastis.* — Mélange destiné à masquer la saveur de la teinture d'*Hydrastis* :

Teinture d'Hydrastis............	10 gr.
Élixir de Garus..................	100 —

Chaque cuillerée contient 1 gramme d'*Hydrastis* : prescrire 1 à 2 grammes quotidiennement.

Terrillon.

Métrorragies légères. — Repos dans la position

horizontale, le bassin légèrement élevé, le tronc un peu en contre-bas.

Métrorragies graves. — Si l'hémorragie persiste, beaucoup de traitements peuvent être employés : moyens directs et utérins, moyens intra-vaginaux, moyens extra-vaginaux, moyens médicaux. Il faut en outre prescrire un traitement général.

I. Moyens directs et utérins. — Le plus employé est l'eau chaude, qui a une action hémostatique certaine.

Lorsque l'utérus est dilaté, par exemple après l'accouchement, porter directement le liquide chaud sur la muqueuse utérine, au moyen de la sonde intra-utérine de Budin. L'hémostase est rapide et facile.

II. Moyens intra-vaginaux. — 1° *Injections vaginales.* — Le plus souvent, on ne peut faire qu'une injection vaginale.

a) *Instruments.* — Les instruments doivent être d'une propreté rigoureuse ; proscrire les canules en gomme, qui sont une source de contamination; ne se servir que de celles en verre ou en caoutchouc rouge, que l'on peut faire bouillir.

b) *Substance à injecter.* — L'eau doit elle-même avoir été bouillie; la laisser descendre à la température de 50°.

L'eau peut renfermer un antiseptique léger, mais cela n'est nécessaire que si la malade est infectée.

Ne pas se servir de liquides hémostatiques.

c) *Manuel opératoire.* — Placer la malade dans le décubitus dorsal, le siège soulevé par un bassin ; injecter d'abord une faible quantité de liquide, qui n'est guère, après avoir passé à travers le tube, qu'à 45°. Cette eau séjourne facilement dans le vagin, et dès qu'il est rempli, arrêter l'écoulement en pinçant le tube.

La malade souffre un peu de la température élevée de l'eau, mais celle ci se refroidit rapidement.

Alors recommencer une seconde introduction de liquide.

Procéder lentement, de façon qu'un litre de liquide suffise pour une irrigation de quinze à vingt minutes.

2° *Tamponnement vaginal.* — Si l'injection chaude échoue, pratiquer le tamponnement.

D'abord laver le vagin à l'eau phéniquée ou au bichlorure, n'employer que des tampons de ouate hydrophile aseptique ou mieux encore des tampons de gaze iodoformée, montés en queue de cerf-volant.

Le spéculum permet d'opérer méthodiquement.

III. Moyens extra-vaginaux. — Application de glace sur le ventre ou la vulve, sinapismes, ligatures à la racine des membres : ces moyens donnent rarement de bons résultats (1).

IV. Moyens médicaux. — Opiacés (piqûres de morphine, lavements laudanisés), qui paralysent le muscle utérin, arrêtent les contractions utérines.

Le seigle ergoté agit d'une manière opposée.

Agir suivant l'indication.

Souvent on ne sait qu'après expérience à quel médicament on doit avoir recours.

V. Traitement général. — Le séjour au grand air, les douches, les eaux salées (Salies-de-Béarn, Salins du Jura).

Le *bain de soleil* est souvent utile. La malade, revêtue d'une robe noire et la tête protégée par un parasol, s'étend sur une chaise longue, placée en plein midi ; la température monte à 38°, 38°,5 et il se produit une sudation abondante. Bientôt les pertes diminuent ou cessent et la nutrition s'améliore.

Éviter, en prescrivant inconsidérément du vin de quinquina, d'irriter l'estomac des malades.

(1) Voyez Paul Lefert, *La pratique gynécologique et obstétricale dans les hôpitaux de Paris.*

MITRALES (MALADIES).

Dujardin-Beaumetz.

Trois périodes :

Période de compensation (*hypersystolique*);

Période d'insuffisance cardiaque (*hyposystolique*) ;

Période de dégénérescence cardiaque (*asystolique*).

Maladies mitrales compensées. — I. TRAITEMENT. — Pas de médication pharmaceutique, traitement de l'obésité.

II. RÉGIME. — Choix de la profession, de l'alimentation et du séjour.

Maladies mitrales non compensées. — Rendre au cœur la contractilité et ramener à leurs rapports normaux les tensions respectives des deux systèmes artériel et veineux.

1° *Digitale* ou *digitaline*. — Prescrire la solution de digitaline :

Digitaline cristallisée soluble dans le chloroforme	0 gr. 01
Alcool à 90°	9 —
Glycérine neutre	6 —

XX gouttes, trois fois par jour.

Administrer la digitale ou la digitaline par périodes de quatre jours, espacées par des périodes de quatre autres jours pendant lesquelles on pourra administrer les autres toniques du cœur : spartéine, strophantus hispidus, convallaria et caféine.

2° *Spartéine*. — Prescrire :

N° 1. Sulfate de spartéine	0 gr. 30
Sirop de Tolu	30 —
Eau distillée de tilleul	70 —

0 gr. 05 de sel par cuillerée à soupe ; deux à trois par jour.

N° 2.	Sulfate de spartéine	1 gr.
	Poudre de guimauve	0 — 50
	Extrait de chiendent	Q. S.

Pour vingt pilules, contenant chacune 0 gr. 05 de sel. Deux à trois pilules par jour.

3° *Strophantus.* — Prescrire :

N° 1. Teinture de strophantus au 1/5.

V gouttes, à prendre matin et soir dans un peu d'eau sucrée.

N° 2. Strophantine cristallisée (d'Arnaud).

Un ou deux granules de 1/10 de milligramme, par jour.

4° *Convallaria.* — Prescrire le sirop de convallaria :

Extrait de fleurs et de feuilles de convallaria......................	15 gr.
Sirop des cinq racines..........	} àà 120 —
— d'écorces d'oranges	

Une cuillerée à bouche, le matin, à midi et le soir.

5° *Caféine.* — Prescrire la solution de caféine :

Caféine pure	} àà 3 gr.
Benzoate de soude.............	
Eau pure......................	120 —

Une cuillerée à bouche, matin et soir.

Faire des injections sous-cutanées de caféine et de benzoate de soude :

Caféine......................	} àà 2 gr.
Benzoate de soude	
Eau bouillie..................	6 —

Injecter une seringue entière, de deux à quatre fois par jour.

E. Bucquoy.

Affections mitrales. — I. TRAITEMENT PAR LE STROPHANTUS. — 1° *Mode d'action*. — Dans les lésions mitrales, le strophantus relève l'énergie des contractions cardiaques, lorsque la compensation devient insuffisante.

Dans les cas de fatigue du cœur, le strophantus est un médicament de soutien pour l'action cardiaque, et ce n'est pas un de ses moindres avantages que de pouvoir être administré et toléré, sans inconvénient, pendant fort longtemps ; on peut ajouter que l'accoutumance ne détruit pas les effets du strophantus et que, même, son action persiste assez longtemps après la cessation du médicament.

Le strophantus ne s'accumule pas dans l'organisme comme la digitale et ne produit pas comme elle une action nauséeuse souvent préjudiciable ; le seul symptôme d'intolérance est parfois une diarrhée sans coliques, qui ne tarde pas à cesser lorsque la médication est suspendue.

En tout cas, on n'a jamais observé aucun accident consécutif à l'administration du strophantus, lors même qu'elle était intempestive ; c'est donc un médicament qui n'est point dangereux et qui, de plus, est d'un emploi facile.

En résumé, le strophantus ne donnera pas de déceptions, à condition toutefois qu'on ne lui demande pas plus qu'il ne peut donner, et qu'on ne le prescrive pas, indifféremment, dans toutes les affections cardiaques.

2° *Mode d'administration*. — En raison de la composition variable des différentes teintures de strophantus qui sont dans le commerce, donner la préférence à l'extrait, dont le dosage peut être plus exact et le mode d'administration plus précis.

Extrait de strophantus .... 0 gr. 001

Pour une pilule; deux à quatre par jour.

On peut aussi le prescrire sous la forme de granules à 1 milligramme; chacun d'eux correspond à V gouttes de la teinture de Fraser.

La dose quotidienne est, en général, de quatre granules, à intervalles égaux, en commençant par deux granules le premier jour et en augmentant progressivement jusqu'à trois et quatre les jours suivants. Cette dose peut être maintenue pendant très longtemps sans présenter le moindre inconvénient.

II. Traitement par la strophantine. — Le glucoside qu'on a retiré du strophantus, la strophantine, n'a pas donné des résultats aussi favorables, il ne doit être prescrit qu'à des doses environ dix fois moindres que l'extrait.

Hallopeau.

Affection mitrale compliquée d'œdème des membres inférieurs. — On obtient de bons résultats par l'emploi de la théobromine.

Prescrire le médicament sous forme de cachets de 50 centigrammes. Un toutes les six heures.

L'action est des plus remarquables. En quelques heures, les jambes désenflent complètement; la peau se plisse comme une écorce d'arbre et se rétracte; elle devient bientôt le siège d'une abondante desquamation. La diurèse est fort modérée. Pendant les quelques heures qui suivent l'administration du médicament, le malade accuse une sensation profonde de malaise avec tendance à défaillir et menace de mort prochaine. Par contre, l'œdème ne se reproduit que lentement, et plusieurs mois après l'administration du médicament, il n'a pas repris les dimensions anciennes qu'il présente auparavant.

Le médicament doit agir sur le cœur et les vaisseaux plutôt que sur les reins.

Henri Huchard.

Maladies mitrales non compensées.—Prescrire :

Nº 1. Extrait fluide de kola	} àà	20 gr.
— de coca		
Teinture alcoolique de digitale		10 —

XXV gouttes de cette mixture toni-cardiaque, deux ou trois fois par jour.

Nº 2. Poudre de feuilles de digitale	0 gr. 25 à 0 gr. 50
Eau bouillante	250 —

Faire infuser pendant une demi-heure et l'administrer en lavement.

Nº 3. Sulfate de spartéine	1 gr.
Eau distillée	100 —

Nº 4. Iodure de sodium	5 gr.
Sulfate de spartéine	0 — 50
Eau distillée	100 —

Deux à quatre cuillerées par jour.

Nº 5. Eau distillée		300 gr.
Benzoate de soude	} àà	5 —
Caféine		

Deux à six cuillerées par jour, aux repas.

Nº 6. Sirop de framboises		250 gr.
Caféine	} àà	3 — 50
Benzoate de soude		

Deux à cinq cuillerées par jour.

Nº 7. Vin de Frontignan ou de Malaga		500 gr.
Caféine	} àà	2 gr. 50 à 5 —
Salicylate de soude		

Nº 8. Caféine....................	} àà	3 gr.
Benzoate de soude.........		
Extrait de stigmates de maïs..		6 —
Huile essentielle d'anis........		III gouttes.

Pour soixante pilules; quatre à six par jour.

Ces pilules toniques doivent être prescrites pendant un certain temps.

Nº 9. Digitaline cristallisée.. 0 gr. 0005 à 0 gr. 001

A donner pendant un jour.

Nº 10. Extrait de strophantus ...... 0 gr. 001

A faire prendre, quatre jours après l'administration de la digitaline cristallisée, à la dose de trois à quatre granules.

E. Barié.

Maladies mitrales en hyposystolie. — Prescrire la digitale en macération ou en infusion, pendant cinq à six jours, ou la digitaline cristallisée en solution alcoolique au 1/1000 pendant un jour.

Supprimer ensuite ce traitement et prescrire alors le strophantus, pendant dix à quinze jours.

MYOCARDITE.

Rigal.

Myocardites chroniques. — L'évolution peut être intermittente ou progressive.

I. Traitement. — Iodure de potassium, digitale.

II. Régime. — Régime lacté.

Albert Robin.

I. Traitement. — L'accélération du pouls, la diminution de la tension artérielle et de la diurèse, la surcharge veineuse indiquent la digitale.

Associer à la digitale l'ergotine et l'iodure de potassium, sous la forme suivante :

Poudre de feuilles de digitale.......	0 gr. 60
Eau..................................	260 —

Faire macérer et ajouter :

Iodure de potassium.........	6 gr.
Ergotine Bonjean..................	2 —

Édulcorer avec :

Sirop des cinq racines..............	50 gr.

Potion à prendre par cuillerées à dessert, à la dose de deux à cinq par jour.

La digitale à faibles doses ralentit le pouls et augmente la tension artérielle. On a dit que la digitale n'avait pas d'action dans les myocardites, qu'agent neuro-musculaire, elle n'agit plus quand le muscle est dégénéré. Or si l'on donne la digitale à des sujets très âgés, atteints de myocardites avancées, les résultats seront bons. C'est qu'en effet, si dégénérées que soient les fibres cardiaques, du fait même que le cœur continue à battre encore, il conserve assez d'éléments musculaires pour éprouver l'action de la digitale.

Comme l'accélération des battements du cœur tient chez les cardiaques asystoliques à la diminution de la résistance artérielle, l'ergotine qui a une véritable action spécifique sur la musculature des systèmes veineux et artériels, en augmentant la tension, ralentira les battements.

L'iodure de potassium a une action spécifique sur

la circulation cardiaque et artérielle, et il n'est pas toxique à doses modérées.

En résumé, il faut : 1° prendre pour base du traitement par la digitale les éléments morbides, plus que la maladie ; 2° renforcer, au besoin, son action par les divers médicaments associés ; 3° surveiller soigneusement l'accumulation de la digitale dans l'organisme.

II. Régime. — Mettre le malade au régime lacté exclusif, le lait étant dégraissé.

A. Chauffard.

Myocardite typhique. — I. Traitement prophylactique. — Les myocardites sont sous la dépendance des toxines sécrétées par le bacille typhique. Dès lors, empêcher la production de ces toxines et favoriser leur élimination, tel est le double but à poursuivre.

1° *Empêcher la production des toxines.* — Pour diminuer la production des toxines, on s'est adressé à l'antisepsie intestinale sous toutes ses formes, à toute la série des antiseptiques insolubles.

2° *Favoriser l'élimination des toxines.* — Les résultats n'ont pas été mauvais, mais ils sont certainement inférieurs à ceux que l'on obtient avec la méthode de Brand, qui, si elle n'empêche pas la production des toxines, favorise au moins dans une large mesure leur élimination : c'est là, en somme, la vraie méthode prophylactique.

II. Traitement curatif. — Quand la myocardite est déclarée, il ne faut pas s'en tenir à l'administration des bains froids. Il ne faut même les donner qu'avec réserve et précaution, dans la crainte de provoquer un arrêt du cœur.

C'est alors que la caféine, donnée par la voie gastrique ou en injections sous-cutanées, peut rendre de réels services.

NEURASTHÉNIE CARDIAQUE.

Constantin Paul.

Elle est le résultat du surmenage mondain, de la vie active, de la fatigue cérébrale; elle se traduit par des palpitations violentes, survenant à la suite d'émotions légères et nécessite une thérapeutique spéciale.

I. Traitement. — L'hydrothérapie est le remède souverain, mais encore faut-il l'appliquer suivant certaines règles : les bains de rivière, non plus que l'hydrothérapie froide ou les bains de vapeur, ne sont pas tolérés; ce sont les bains frais à 28° ou 30°, d'une durée d'une à cinq minutes et suivis d'une friction vigoureuse et d'une promenade, qui donneront les meilleurs résultats.

La gymnastique ne doit être recommandée que si elle est pratiquée sans effort; le massage est préférable.

L'électricité ne doit être employée qu'avec réserve : les courants continus amènent la disparition des points douloureux, lorsqu'on a soin de placer le pôle positif à leur niveau.

II. Hygiène. — Le régime alimentaire demande une certaine surveillance; les malades doivent manger lentement, peu à la fois, et multiplier les repas; les farineux et les féculents seront pris en petite quantité; les viandes blanches seront prescrites durant un temps assez long.

L'alcool et le tabac seront défendus, et la sieste après le repas ne sera pas permise.

Les bords de la mer ne conviennent pas aux malades atteints de neurasthénie cardiaque, pas plus que les altitudes élevées, dans les montagnes ; il faut leur conseiller le séjour dans des vallées ombragées, à l'abri des vents (1).

OBLITÉRATION DE LA VEINE CAVE SUPÉRIEURE.

J. Comby.

1° Prescrire fréquemment le purgatif suivant :

Eau-de-vie allemande	20 gr.
Sirop de nerprun	20 —

2° Donner à plusieurs reprises, de la digitale, tantôt XX gouttes de teinture dans un julep gommeux, tantôt une infusion :

Poudre de feuilles de digitale	0 gr. 60
Eau bouillante	100 —

Faire infuser et ajouter :

Sirop de cinq racines	30 gr.

M. — A prendre par cuillerée, de deux en deux heures pendant quatre ou cinq jours consécutifs.

Donner également la caféine, à titre diurétique :

Caféine	1 gr. 50
Benzoate de soude	1 — 50
Eau distillée	100 —
Sirop de groseilles	30 —

Par cuillerée à soupe, de deux en deux heures.

3° Pour calmer la dyspnée et la toux, donner la potion suivante :

Eau distillée	100 gr.
Eau de laurier-cerise	10 —

(1) Voyez Paul Lefert, *La Pratique des maladies du système nerveux*, article *Neurasthénie*.

Sirop thébaïque................. — de belladone...............	ãã 20 gr.

4° Enfin, soumettre le malade pendant cinq mois à la médication iodurée (4 gr. d'iodure de potassium par jour).

ŒDÈME ET ASCITE.

Potain.

On donne ordinairement le conseil d'administrer de la digitale aux malades qui ont des œdèmes.

Habituellement c'est un moyen qui n'offre pas de danger. Mais lorsque la digitale provoque la résorption rapide de l'œdème, son action n'est pas sans pouvoir occasionner des accidents graves.

Aussi faut-il, pour administrer ce médicament :

1° Que le cœur ne soit pas altéré ;

2° Que les reins puissent permettre l'élimination de toute cette quantité de liquide qui se résorbe.

Henri Huchard.

I. Régime. — Régime lacté, 2 litres à 2 litres 1/2 par jour.

II. Traitement. — Si le régime lacté détermine de la constipation, prescrire les cachets suivants :

N° 1. Poudre de rhubarbe....... Magnésie................	ãã 10 gr.
N° 2. Magnésie................ Fleurs de soufre..........	ãã 10 gr.

Pour vingt cachets.

Si le régime lacté détermine de la diarrhée, couper le lait d'eau de Vichy (Célestins ou Saint-Yorre).

S'il n'est pas toléré, faire suivre une tasse de lait d'un cachet composé de la façon suivante :

Pancréatine	āā 4 gr.
Pepsine	
Bicarbonate de soude	

ORIFICE AORTIQUE (MALADIES DE L').

Dujardin-Beaumetz.

Combattre les phénomènes d'anémie cérébrale.
Prescrire l'opium, la morphine.
Donner une potion à la trinitrine :

Solution alcoolique de trinitrine au 1/100	XXX gouttes
Eau	300 gr.

Une cuillerée à bouche à prendre le matin, dans l'après-midi et le soir.
Inhalations de nitrite d'amyle.
Traitement ioduré.

PALPITATIONS.

Germain Sée.

Prescrire :

Teinture de Veratrum viride.....	X à XX gouttes

A prendre, en quatre fois par jour, pendant plusieurs mois.

Jaccoud.

De la connaissance de la cause dépend le traitement.

La première indication est de supprimer tout ce qui peut provoquer ou rappeler les palpitations (excès de tout genre, thé, café, tabac, émotions, repas copieux).

Les préparations de digitale, digitaline, teinture et infusion de digitale, sont d'autant mieux indiquées que la tension artérielle est peu élevée et que le pouls est faible et dépressible.

Dieulafoy.

Le bromure de potassium, la valériane, les applications de vessies de glace à la région précordiale, l'hydrothérapie donnent de bons résultats.

Constantin Paul.

Palpitations de croissance. — I. Régime. — Conseiller tout d'abord un repos intellectuel et physique; ne pas permettre aux enfants de continuer leurs études, et, si c'est possible, les envoyer à la campagne, dans une ferme.

Après un repos absolu d'une année, ils sauront rattraper le temps perdu.

II. Traitement médicamenteux. — Prescrire l'iodure de fer et le phosphate de chaux

Utiliser également le bromure d'or, à la dose quotidienne de 6 à 9 milligrammes, dans une solution formulée ainsi :

Bromure d'or	0 gr. 05
Eau distillée	250 —

Une cuillerée à soupe par jour, au moment du repas.

L'*Hydrastis canadensis*, en teinture, à la dose de XXV à XXX gouttes, pourra aussi rendre service.

Palpitations de la ménopause. — Souvent les

femmes arrivées à l'époque de la ménopause présentent des palpitations cardiaques.

Si la malade est anémique, par le fait de ménorragies, prescrire l'arséniate de fer, à la dose de 1 à 4 milligrammes par jour.

Palpitations chez les pléthoriques. — Si la malade est pléthorique, donner la teinture d'*Hamamelis* à la dose de XXV gouttes, deux fois par jour, ou bien recourir à la lithine, au phosphate de soude, ou à l'eau oxyazotique.

Palpitations chez les dyspeptiques. — Toutes les affections réagissent sur le cœur et peuvent occasionner des palpitations, mais celles qui sont dues à la dyspepsie présentent des caractères particuliers.

Outre le point douloureux dans la région cardiaque, les malades accusent une sensation spéciale. Il leur semble que « leur cœur est dans l'eau ». Ils se plaignent aussi de palpitations, d'oppression. On pourrait croire chez eux à une lésion cardiaque. Toutefois, si on les interroge, on s'aperçoit qu'ils n'ont pas de dyspnée au moment de faire un effort, pendant une course, en montant un escalier, en accélérant leur marche, en soulevant un poids.

On ne trouve donc pas chez eux la *dyspnée d'effort*, signe pathognomonique des affections du cœur; ce ne sont pas des cardiaques. Ces malades sont des dyspeptiques. Ils ne croient pourtant pas souffrir de l'estomac; ils prétendent avoir de bonnes digestions; ils ont bon appétit, offrent un certain embonpoint, ne sont pas constipés. Quelle est donc cette forme singulière de dyspepsie? C'est la *dyspepsie flatulente* qui est une *dyspepsie salivaire*.

Ces malades, en général, ont une mauvaise dentition, ou bien ce sont des gens qui mangent trop vite; en un mot, ils mastiquent mal et insalivent insuffisamment leurs aliments.

Ils ont très soif et boivent beaucoup, surtout au début des repas. Ce sont de grands mangeurs de pain et de farineux; une grande quantité de liquide est nécessaire pour faire passer ces aliments; aussi, à la fin du repas, ont-ils des renvois et se plaignent-ils d'une sensation de gonflement qui les force à défaire leur ceinture.

Ils souffrent souvent du pyrosis; parfois ils ont des renvois tardifs aigres, dus aux fermentations lactique et butyrique.

Ils offrent généralement une tendance à la somnolence, après les repas.

Puis, dans la nuit, la digestion les tourmente, et, vers 2 ou 3 heures du matin, ils se réveillent, et à ce moment, ont envie d'uriner. Parfois, c'est une véritable indigestion, et ils ont des vomissements nocturnes. Le matin, ils sont fatigués; la nuit ne les a pas reposés.

C'est pendant la digestion, alors que leur estomac a pris un développement énorme par suite de l'ingestion et de la fermentation des aliments et des boissons, qu'ils ont des palpitations, et même parfois des intermittences, et des intermittences vraies.

Parfois, cependant, ces troubles cardiaques des dyspeptiques sont d'origine réflexe et se transmettent soit par le pneumogastrique, soit par le sympathique.

Ces palpitations et les syncopes que l'on observe aussi quelquefois n'ont du reste pas de gravité.

Le traitement est très simple.

I. Régime. — 1° *Mastication.* — Il faut d'abord régler la mastication, faire porter un râtelier aux personnes qui n'ont pas de dents, recommander aux autres de manger lentement et de bien mâcher leurs aliments, conseiller la lecture à ceux qui mangent seuls, et qui, de ce fait, sont portés à manger trop vite.

2° *Alimentation.* — Comme régime alimentaire,

éviter les farineux, les féculents, les corps gras.

Le malade mangera peu de pain (rassis et bien cuit). Il pourra prendre des potages épais, du laitage, des œufs, des viandes blanches, et même de la viande rouge, des herbages cuits, de la salade, des fruits crus et cuits.

3° *Boissons*. — Il boira peu et dans la seconde moitié du repas seulement. Le vin devra être étendu d'eau ou d'eau minérale. Les eaux bicarbonatées calciques fourniront des éléments à la salive qui contient de la chaux.

S'il y a eu pyrosis, les alcalins à petites doses seront très utiles. Dans ce cas, l'on fera prendre au malade :

Bicarbonate de soude..............	0 gr. 50
Eau	1 verre

Les eaux bicarbonatées sodiques faibles pourront aussi être employées. On évitera les eaux de Vichy, trop alcalines.

Le malade s'abstiendra de café, boira très peu de thé. Il ne prendra de l'alcool qu'à doses très faibles et coupé d'eau.

Une infusion de plantes aromatiques (mélisse, menthe, thym, serpolet), qui combattra la tendance à la dyspepsie putride, remplacera avantageusement le café à la fin du repas.

4° *Exercices*. — Les vacances à la campagne, le repos intellectuel, les exercices physiques seront d'utiles auxiliaires du traitement.

Le malade fumera peu.

II. Traitement médical. — Les amers sont utiles; on fera prendre aux malades, le matin, à jeun, un demi-verre à bordeaux de vin de gentiane.

Avant le repas, on leur fournira une salive artificielle, en leur faisant prendre de l'extrait de malt et un cachet de craie préparée à la dose de 1 gramme.

Henri Huchard.

Palpitations dans le cas d'altération organique du cœur. — Prescrire :

Eau distillée........................	300 gr.
Bromure de potassium	20 —
Teinture de digitale	2 —

Une à trois cuillerées par jour.

Palpitations et nervosisme. — I. TRAITEMENT INTERNE. — Ne pas prescrire la digitale.

Administrer le bromure de potassium, 2 à 4 grammes par jour.

II. TRAITEMENT EXTERNE. — Recommander l'hydrothérapie.

Conseiller les lotions rapides à la serviette mouillée. Plus tard, douches en jet et douches en pluie.

Palpitations par suite d'exercice musculaire excessif. — Employer la cactine. La cactine rend des services quand la digitale, le strophantus et les autres médicaments cardiaques n'ont pas réussi.

La dose est généralement de X à XL gouttes de teinture de cactus au 1/5, en trois fois par jour.

Elle est surtout utile dans les palpitations du cœur hypertrophié par suite d'un exercice musculaire prolongé et excessif.

Laveran.

S'il y a des intermittences vraies, prescrire le sirop d'éther (20 à 60 gr.), les toniques et les eaux minérales effervescentes.

Gingeot.

Palpitations nerveuses. — Lotions froides sur la région du cœur. Prendre une compresse épaisse, la tremper dans l'eau froide, la tordre, la déposer au niveau du cœur et la recouvrir d'une compresse non mouillée; laisser la double compresse en place tant qu'elle ne s'échauffe pas.

Pulvérisations d'éther sur la région du cœur.

Brocq.

Palpitations nerveuses. — TRAITEMENT. — Valérianate d'ammoniaque et de quinine.

E. Barié.

Palpitations chez les tuberculeux. — I. RÉGIME. — Prescrire un régime alimentaire bien réglé.

II. TRAITEMENT. — Le traitement est un peu variable, suivant les cas :

1° *Palpitations liées à des troubles nerveux.* — Au début même de la tuberculose, lorsque les palpitations semblent liées à des troubles purement nerveux, on peut espérer en modérer la répétition et la violence par les antispasmodiques, les préparations bromurées, l'éther, la valériane et surtout ses dérivés : le valérianate d'ammoniaque par exemple.

2° *Palpitations liées à des perturbations digestives.* — Lorsque les palpitations sont liées à des perturbations digestives, leur traitement est plus complexe; ce qu'il faut avant tout, c'est rétablir l'intégrité des fonctions de l'estomac. Les moyens en sont nombreux.

a) Inertie véritable de l'estomac. — L'anorexie du début et de la période d'état peut être liée à une inertie véritable de l'estomac.

Dans ce cas, les préparations amères rendent des services signalés ; le quinquina calisaya, le colombo, la gentiane, le quassia amara, pris en macération à petites doses, sont d'une utilité incontestable.

Chez certains tuberculeux affaiblis, on peut donner ces amers mélangés à l'alcool sous forme de vins de Malaga ou de Madère, au quinquina, ou à la gentiane, dans lesquels on ajoute certaines préparations reconstituantes, à base de phosphates de soude ou de potasse.

On obtient encore des résultats évidents avec la teinture de noix vomique, ou avec celle de fève de Saint-Ignace, mieux connue sous le nom de *gouttes amères de Baumé*, qui agissent, d'une part avec le principe amer, sur la sensibilité de la muqueuse gastrique, et d'autre part, avec la strychnine qui modifie l'atonie de la tunique musculeuse.

Cette anorexie des tuberculeux est encore combattue avec avantage par la boisson apéritive désignée sous le nom de *bière de malt*, mélange de farine d'orge germée et d'eau, qu'on fait digérer pendant un temps suffisant, et auquel on ajoute, après expression et filtrage, une certaine quantité de sucre blanc.

b) *Gastralgie après le repas.* — Dans un autre groupe de malades, l'appétit reste à peu près conservé, mais on note de la gastralgie après le repas.

Dans ces cas, on peut recommander de prendre, avant les repas, quelques cuillerées d'eau chloroformée saturée mélangée à de l'eau de menthe et additionnée quelquefois d'une très faible quantité de chlorhydrate de cocaïne.

On se trouve bien encore de recourir plus simplement à une petite quantité d'opium (1 à 2 centigr. d'extrait thébaïque, par exemple).

c) *Vomissement.* — De toutes ces perturbations des fonctions digestives, la plus grave et la plus difficile à enrayer est le vomissement.

On recommande, dans ce cas, les aliments froids de préférence : la glace pilée, le champagne, la potion de Rivière.

De même, dans le but de diminuer la sensibilité de la muqueuse gastrique, on a conseillé II à III gouttes de laudanum de Sydenham dans un peu d'eau, immédiatement avant chaque repas.

Les gouttes noires anglaises, l'extrait d'opium, l'extrait de belladone, le sirop d'éther, sont encore prescrits avec avantage.

Enfin, il est des cas où la révulsion au creux épigastrique devient indispensable : les pointes de feu, ou un petit vésicatoire pansé avec 1 centigramme de morphine, sont extrêmement utiles en pareille circonstance.

Lorsque avec ces divers moyens la dyspepsie des tuberculeux aura disparu ou tout au moins diminué, on constate presque toujours en même temps la disparition des palpitations cardiaques engendrées par celles-ci.

3° *Palpitations liées à la présence d'adénopathies trachéo-bronchiques.* — Lorsque les désordres cardiaques paraissent liés à la présence d'adénopathies trachéo-bronchiques comprimant le nerf pneumo-gastrique, la thérapeutique se trouve forcément impuissante.

On pourra essayer cependant l'usage prolongé des préparations iodurées dans le but de faciliter une résorption relative des masses ganglionnaires, en même temps qu'on fera intervenir les bromures, la valériane et la belladone pour combattre les accidents d'excitation nerveuse, conséquence du travail irritatif produit incessamment sur le nerf par les masses ganglionnaires qui l'englobent.

Legendre.

Palpitations de croissance. — I. Régime. — On opposera une hygiène sévère des exercices physiques; c'est-à-dire, que sans priver les enfants d'exercices, on ne les laissera pas en prendre sans frein et à leur fantaisie.

On leur défendra la course, le saut.

Mais on conseillera une gymnastique méthodique, graduelle, mettant en jeu les muscles des membres supérieurs et du thorax, accessoires de la respiration, dans le but d'obtenir un élargissement progressif de la cavité thoracique; le solfège et la flûte étaient conseillés, non sans raison, par nos pères.

II. Traitement interne. — Le traitement de l'anémie et de la chlorose aura pour bases les moyens ordinaires (1) : les préparations martiales les mieux tolérées, protochlorure de fer, tartrate ferrico-potassique, protoxalate de fer alternant avec les arsenicaux (liqueur de Fowler ou de Pearson).

III. Traitement externe. — 1° *Hydrothérapie.* — Prescrire l'hydrothérapie d'abord tiède, puis froide, depuis les lotions à l'éponge ruisselante, l'enveloppement matinal dans le drap mouillé jusqu'aux douches en colonne horizontale à jet simple ou brisé.

2° *Bains d'air comprimé.* — Les bains d'air comprimé constituent un moyen héroïque de guérir les chloroses rebelles; malheureusement, ils ne peuvent être employés qu'à Paris et dans quelques grandes villes et leur prix de revient est un peu trop élevé pour la plupart des bourses.

3° *Inhalations d'oxygène.* — Les inhalations d'oxygène, déjà plus abordables, donnent de bons résultats.

Palpitations chez les dyspeptiques. — I. Régime.

(1) Voyez plus haut *Anémie*, p. 12 et *Chlorose*, p. 89.

— On régularisera l'hygiène alimentaire, en ne craignant pas d'entrer dans les plus minutieux détails sur le choix des aliments, la quantité et la nature des boissons, les heures de repas et la manière de manger.

II. Traitement médical. — Les amers simples ou convulsivants : quassia, noix vomique, teinture de Baumé, sulfate de strychnine ; les antiseptiques et antiputrides : naphtol, salol, salicylates, eau chloroformée ; les poudres dites absorbantes sont les bases de la thérapeutique médicamenteuse, avec l'acide chlorhydrique et les laxatifs.

Palpitations liées à l'onanisme. — Traiter l'onanisme par l'hygiène morale, la gymnastique et l'hydrothérapie.

Palpitations liées à la lithiase biliaire. — Quand il y a lieu de penser que les palpitations sont liées à la lithiase biliaire, on institue le traitement spécial pour celle-ci (1) : les alcalins, l'éther et la térébenthine, les stimulations cutanées et l'alimentation convenable.

Palpitations de la grossesse. — Elles sont modérées, si on prend la précaution de ne faire que des repas peu abondants et peu fréquents, de limiter la quantité des boissons, de faire inhaler de l'oxygène.

En cas d'albuminurie gravidique, prescrire le régime lacté, l'oxygène, l'antisepsie intestinale.

Palpitations chez les fumeurs et chez les alcooliques. — Les erreurs hygiéniques des fumeurs excessifs, des amateurs d'alcool et de thé seront combattues énergiquement.

Palpitations chez les hystériques et les neurasthéniques. — Aux hystériques et aux neurasthéniques, l'électricité statique enlèvera souvent les douleurs au cœur, en même temps que les palpitations.

(1) Voyez Paul Lefert, *La pratique des maladies de l'estomac*, article *Lithiase biliaire*.

Palpitations chez les névropathes. — Chez les névropathes, on obtient un bon résultat en donnant, alternativement, la strychnine pendant quatre jours de la semaine et les polybromures pendant trois jours.

Palpitations chez les uricémiques. — Aux uricémiques, une alimentation végétale, les alcalins, l'acide benzoïque et la lithine produiront d'heureux résultats.

Palpitations dans la maladie de Basedow. — Le meilleur traitement du syndrome de Graves-Basedow, c'est l'hydrothérapie combinée avec l'électricité galvanique, galvanisation du pneumogastrique dans la région cervicale et des ganglions intra-cardiaques dans la région précordiale.

Palpitations chez les artério-scléreux. — Soumettre les malades à l'usage prolongé des iodures alcalins à faibles doses.

Palpitations liées à la néphrite interstitielle. — I. Régime. — Prescrire l'alimentation à base de lait, d'œufs, de farine, de viande blanche très cuite.

II. Traitement. — Les purgatifs assez fréquents forment la base du traitement.

PERCUSSION.

Potain.

Quand on veut délimiter un organe au moyen de la matité produite à la percussion, on percute généralement le long des lignes qui coupent cet organe, suivant des lignes variées, et on note le moment où la tonalité change.

Cette pratique est vicieuse, car en percutant ainsi l'organe, le médecin fatigue le malade et se fatigue lui-même, en prêtant une attention inutile.

Il suffit de percuter les bords de l'organe.

Une fois ces bords connus, tout coup donné en dedans est un coup inutile.

Percussion du cœur. — Pour percuter le cœur, on partira de dehors, commençant par entendre la sonorité pulmonaire; sitôt que la matité cardiaque sera perçue, on s'arrêtera; on marquera la limite avec le crayon dermographique et on reprendra dans un autre point. On notera encore la limite de la matité du foie, qui, prolongée à gauche, donnera le bord inférieur de la matité cardiaque.

On peut ainsi se rendre un compte exact de la dilatation ou de l'hypertrophie cardiaque. Et, en reproduisant les limites sur un papier transparent, avec le mamelon comme point de repère, on pourra, à quelques jours d'intervalle, se rendre compte des modifications survenues dans la dilatation.

PÉRICARDITE.

Jaccoud.

Péricardite aiguë. — *Au début*, les vésicatoires volants, les sangsues, les ventouses scarifiées, les applications de glace à la région précordiale, combattent la douleur et la dyspnée, et enrayent parfois la maladie.

Péricardite rhumatismale. — Le tartre stibié à hautes doses réussit seulement chez les sujets robustes; prescrire une potion contenant 40 à 50 centigrammes de tartre stibié, prise par cuillerées à soupe toutes les heures et répétée deux ou trois fois, en ayant soin de laisser un peu d'intervalle entre chaque potion.

La digitale empêche les défaillances du cœur.

Quelques purgatifs salins exercent aussi une dérivation utile.

Peter.

Péricardite aiguë. — I. Traitement médical. — 1° *Période de début.* — Au début, application de six à huit ventouses scarifiées sur la région précordiale, ou mieux application de six à douze sangsues à la région préaortique (plexus cardiaque) au-dessus du sein gauche. Continuer la révulsion par des vésicatoires volants, à la région précordiale (un et même deux de 12 centimètres sur 10 ; un au-dessus, un au-dessous du sein gauche).

Si le pouls est faible, fréquent, prescrire :

Poudre de feuilles de digitale.	0 gr. 05
Eau	100 —

A prendre cette macération en trois fois.

2° *Période d'épanchement.* — Prescrire les purgatifs, le vin diurétique de Trousseau, à la dose de une à deux cuillerées.

Vin de quinquina, extrait de quinquina ; grog chaud ; potion de Todd.

Stimulants.

Vésicatoires de 15 centimètres sur 15, à la région précordiale.

Injections hypodermiques d'éther (1 gr. à la fois).

II. TRAITEMENT CHIRURGICAL. — Si le traitement médical ne donne pas de succès, pratiquer la paracentèse du péricarde ; prendre comme lieu d'élection le quatrième ou cinquième espace intercostal, au point où la matité est le plus prononcée.

III. RÉGIME. — Régime lacté.

Péricardite rhumatismale. — Prescrire :

Sulfate de quinine	1 gr.

En quatre ou cinq fois.

Péricardite chronique. — I. TRAITEMENT MÉDICAL. — Révulsion permanente, au moyen d'un large vésicatoire et de deux ou trois cautères aux troisième et quatrième espaces intercostaux gauches, qu'on entretiendra à l'aide de pois. Pointes de feu,

II. Traitement chirurgical. — La paracentèse du péricarde peut donner de bons résultats.

Dieulafoy.

Péricardite aiguë. — I. Traitement médical. — *En cas d'épanchement* : purgatifs, diurétiques.

II. Régime. — Régime lacté.

III. Traitement chirurgical. — 1° *Ponction.* — Pratiquer de préférence la ponction du péricarde dans le cinquième espace intercostal gauche, et à 6 centimètres environ du bord gauche du sternum.

A ce niveau, le péricarde distendu atteint son plus grand diamètre transversal et n'est pas recouvert par le poumon gauche.

2° *Paracentèse.* — Si le liquide est très abondant et l'asphyxie imminente, recourir à la paracentèse du péricarde par la méthode aspiratrice.

On fait usage pour cette opération de l'aiguille n° 2. L'aspirateur étant armé, c'est-à-dire le vide préalable étant fait, on pratique la ponction au point convenu.

A peine l'aiguille a-t-elle parcouru un centimètre dans l'épaisseur des tissus, c'est-à-dire aussitôt que l'extrémité de l'aiguille n'est plus en rapport avec l'air extérieur, on ouvre le robinet correspondant de l'aspirateur, et le vide se fait par conséquent dans l'aiguille, qui devient aspiratrice. C'est donc le vide à la main qu'on avance à la recherche de l'épanchement.

On pousse l'aiguille lentement jusqu'à ce que le liquide péricardique traverse l'index en cristal de l'aspirateur.

Employer toutes les précautions antiseptiques de rigueur.

La paracentèse est loin de donner les heureux résultats de la thoracentèse, et la raison, c'est que la plupart des ponctions qui ont été faites se sont adressées à des péricardites secondaires, le plus souvent associées à la tuberculose, et par conséquent incurables.

Constantin Paul.

I. Hygiène. — La première chose à prescrire est le repos absolu dans le décubitus horizontal.

II. Traitement externe. — 1° *Saignée.* — La saignée peut donner quelques bons résultats chez les sujets pléthoriques, mais on ne la pratiquera jamais chez les rhumatisants déjà débilités par la maladie.

Recommander de préférence la saignée, soit à l'aide de sangsues (25 à 30), soit au moyen de ventouses scarifiées.

2° *Mercure.* — Les frictions mercurielles ont été recommandées.

3° *Révulsifs.* — Les révulsifs jouissent à bon droit d'un grand crédit et le vésicatoire appliqué sur toute la surface antérieure du péricarde est des plus efficaces.

4° *Vessie de glace.* — La vessie de glace, appliquée sur la région précordiale, amène une diminution de la fréquence et de l'irrégularité de battements cardiaques, en même temps que la suppression de l'anxiété.

Cependant il ne faut pas laisser cette glace trop longtemps en contact avec la région malade; il faut la retirer, quand le pouls est descendu à la normale; une heure environ suffit à obtenir ce résultat.

On peut remettre cette vessie plusieurs fois dans la journée.

Cette pratique parait cependant contre-indiquée, lorsque la péricardite est liée à une pneumonie.

III. Traitement interne. — 1° *Mercure.* — Le mercure, donné jusqu'à salivation, procure de bons résultats : prescrire le calomel à la dose de 30 à 50 centigrammes, ou bien les pilules bleues, qui renferment 5 centigrammes de mercure.

2° *Digitale.* — Il est encore une série de médicaments que l'on a utilisés pour agir sur la circulation en général. La digitale, à la dose de 8 à 10 centigrammes en infusion, agit rapidement sur les contractions cardiaques qui sont régularisées ; la macération de digitale ne saurait convenir, car elle agit tardivement et a surtout une action diurétique.

3° *Nitrate de potasse.* — Le nitrate de potasse, l'acide phosphorique, l'élixir de Haller ont une action bien contestable.

4° *Vératrine.* — La vératrine est un médicament difficile à manier ; on peut la prescrire en pilules de 5 milligrammes.

5° *Tartre stibié.* — L'emploi du tartre stibié, à la dose de 40 centigrammes en potion, tous les deux jours, produit une dépression fâcheuse.

6° *Acide cyanhydrique.* — On a vanté aussi l'usage de l'acide cyanhydrique, à la dose de V à X gouttes, dans une potion de 125 grammes.

7° *Opium.* — On combattra la douleur par l'opium, soit en donnant de l'extrait thébaïque, à la dose de 5 centigrammes, soit en pratiquant une injection sous-cutanée de morphine de 1 centigramme.

8° *Salicylate de soude.* — Le salicylate de soude agit sur la douleur et son emploi s'impose dans la péricardite rhumatismale, à la dose de 4 grammes par jour, soit en cachets, soit en potion.

9° *Hydrate de chloral.* — L'insomnie est généralement combattue par l'administration de l'hydrate de chloral, 1 à 4 grammes en potion ou en lavement, mais c'est un médicament dépresseur du cœur et son emploi doit être surveillé.

10° *Alcooliques.* — La faiblesse du malade sera

combattue à l'aide des alcooliques : vin d'Espagne, porto, vin chaud, punch, champagne, *potion cordiale des hôpitaux*, dont la formule est la suivante :

Vin de Banyuls	110 gr.
Teinture de cannelle.	10 —
Sirop d'écorces d'oranges	40 —

11° *Sulfate de quinine, musc.* — Le sulfate de quinine, le musc, les injections sous-cutanées d'éther, le camphre, rendront également de grands services pour combattre l'état lipothymique, si fréquent dans la péricardite.

Hanot.

Péricardite rhumatismale chez les enfants. — Les ventouses scarifiées et surtout les sangsues peuvent être utiles, lorsque la péricardite s'accompagne de douleurs vives et d'une grande dyspnée.

PHLÉBITE.

Pinard.

Phlébite des membres. — On peut, avec une médication appropriée, aider à la résolution de l'œdème et au retour de la circulation complémentaire.

Sur les membres atteints de phlébite, appliquer des compresses trempées dans une solution saturée de chlorhydrate d'ammoniaque, jusqu'à production d'un érythème vésiculeux.

Les anciens auteurs considéraient, comme un phénomène assez habituel, la récidive de la phlébite aux accouchements ultérieurs; les auteurs modernes s'accordent à la regarder comme tellement rare qu'on pourrait en compter les cas.

Ce changement est dû aux soins plus méticuleux

que prend l'accoucheur, quand un accouchement précédent a été suivi de quelque accident infectieux, intéressant le système veineux.

Ribemont-Desaignes.

Phlébite des membres. — Dans les cas de déformations atrophiques précoces, telles qu'elles apparaissent parfois chez les nouvelles accouchées, avec contractures névropathiques, le traitement de choix est l'hydrothérapie tiède, suivie de massage.

Cette opinion peut paraître paradoxale, elle est pleinement justifiée et n'implique aucun danger.

H. Rendu.

Phlébite infectieuse puerpérale. — I. TRAITEMENT. — Injections intra-utérines de sublimé à 1/2000; applications de tampons iodoformés dans la cavité utérine; curettage.

Quand l'agent infectieux a pénétré dans l'organisme, continuer l'antisepsie utérine.

Sulfate de quinine à hautes doses.

Boissons chaudes alcooliques, sudorifiques (poudre de Dower).

Lotions vinaigrées froides.

II. RÉGIME. — Lait, jus de viande.

PHLEGMATIA ALBA DOLENS.

Charpentier.

I. TRAITEMENT MÉDICAL. — Avant tout immobiliser le membre, et le maintenir élevé, soit dans une gouttière, soit sur des coussins, de telle façon que la jambe et la cuisse soient dans l'extension, le talon plus élevé que la racine du membre.

Combattre les phénomènes douloureux par les opiacés à l'extérieur et à l'intérieur.

Sauf dans les cas où la fièvre est intense, s'abstenir de tout autre traitement. Dans ce dernier cas seulement, donner le sulfate de quinine.

Mais il est un point capital, c'est de ne jamais permettre aux malades de se lever avant que la fièvre, la douleur et l'œdème aient disparu, et de recommander les plus grandes précautions lors de ce premier lever; en effet, la phlemagtia prédispose aux embolies et celles-ci sont une des causes les plus fréquentes de la mort subite des femmes en couches.

Il ne faut donc pas laisser les femmes passer brusquement de la position horizontale à la position verticale, mais procéder par graduations successives; permettre d'abord dans le lit la position demi-assise, passer ensuite au séjour sur la chaise longue, et enfin ne permettre la station verticale franche et la marche, que quand tout phénomène morbide aura disparu dans le ou les membres atteints.

Il est indispensable, les premières fois que la femme se lèvera, de lui maintenir la jambe et la cuisse avec une bande de flanelle, qui sera enroulée depuis les orteils jusqu'au pli de l'aine.

Et il sera bon, pour peu (et c'est la règle) que le membre enfle par suite de cette position verticale, de faire porter pendant plusieurs mois un bas en tissu élastique, qui soutiendra et maintiendra le membre sans le comprimer.

Si, au contraire, la phlegmatia devient grave, si la réaction fébrile est intense, employer le sulfate de quinine, à la dose de 1 gramme ou 1 gr. 50 par jour.

II. Traitement chirurgical. — Si la maladie se termine par un véritable phlegmon, agir chirurgicalement, c'est-à-dire pratiquer de larges incisions, et faire le traitement antiseptique strict, local et général.

PLAIES DU CŒUR.

Chaput.

I. Traitement médical. — Traiter d'abord les plaies du cœur par le repos absolu, la glace sur la région précordiale.

Au besoin, pratiquer la saignée, pour diminuer l'asphyxie.

II. Traitement chirurgical. — Si les symptômes s'aggravent, réséquer un ou deux cartilages costaux, ouvrir largement le péricarde, l'évacuer, inspecter le cœur et faire à la soie la suture de la plaie.

Au bout de quelques jours, la ponction du péricarde peut être indiquée si l'épanchement ne se résorbait pas.

S'il devenait purulent, inciser largement le sac péricardique.

PRÉCORDIALGIES.

Henri Huchard.

Les précordialgies comportent quatre catégories :

1° *Douleurs précordiales, avec angoisse* (douleurs de l'angine et pseudo-angines de poitrine) (1) ;

2° *Précordialgies avec angoisse sans douleur* (maladies infectieuses, formes malignes de la variole, de la grippe, de la scarlatine) (2) ;

3° *Précordialgies névralgiques, avec douleurs* augmentant à la pression, sans angoisse (névralgies intercostales, phréniques, pleurodynie, fausses palpitations des anémiques, nerveux, hystériques) (3) ;

(1) Voyez *Angine de poitrine*, p. 27, et *Pseudo-angines*, p. 234.

(2) Voyez Lefert, *La pratique journalière de la médecine*.

(3) Voyez Lefert, *La pratique des maladies du système nerveux*.

4° *Algies centrales*, topoalgies de Blocq.

Chez quelques malades, ces douleurs, qui ne siègent pas sur le trajet d'un nerf et n'augmentent pas à la pression, se localisent à la région précordiale. Comparables aux douleurs que les amputés éprouvent dans le membre enlevé, ces douleurs sont d'origine centrale, et trop souvent au-dessus de la thérapeutique.

PURPURA.

E. Besnier.

Purpura infectieux secondaire. — Placer les membres dans l'élévation et pratiquer une compression modérée.

Descroizilles.

Purpura des enfants. — Prescrire :

Eau-de-vie	10 gr.
Jus de citron	30 —
Eau de mélisse	1 —
Sirop de quinquina	60 —

Par cuillerée à café.

Legroux.

Purpura infantile. — Traiter le purpura, suivant la cause possible de l'affection et l'état de l'enfant malade. On peut donner du quinquina.

Mais les ferrugineux agissent mieux, et surtout le perchlorure de fer, à la dose de 2 à 4 grammes par jour.

Si l'enfant est un peu anémié, lui faire inspirer de l'oxygène qui facilite l'hématose.

Les injections d'ergotine peuvent être utiles pour enrayer les petites hémorragies cutanées, mais il faut s'en servir avec prudence, la tension sanguine qu'elles provoquent pouvant déterminer la rupture des vaisseaux malades. En outre, la piqûre de la seringue peut amener au lieu piqué des suffusions sanguines assez considérables.

Les liqueurs excitantes, champagne, Todd, sont aussi d'un grand secours.

Mais le remède capital, au cas d'anémie profonde, est la transfusion dans les veines d'un sérum artificiel. Cette transfusion doit être faite avec la plus rigoureuse antisepsie : elle élève légèrement la tension sanguine et excite le système nerveux (1).

A. Mathieu.

Purpura hémorragique. — I. TRAITEMENT. — On a recours à des médicaments hémostatiques, tels que le perchlorure de fer et l'ergot de seigle.

II. RÉGIME. — Si on soupçonne le scorbut sporadique, prescrire une alimentation plus réparatrice avec des légumes verts et du jus de citron.

Purpura infectieux. — I. TRAITEMENT. — Administrer les toniques, l'extrait mou de quinquina, le sulfate de quinine pour combattre la fièvre.

II. RÉGIME. — Aliments liquides, tels que lait, bouillon, pulpe de viande, vin et grog.

Purpura cachectique. — Combattre l'anémie et la cachexie par les moyens usités en pareils cas.

Comme règle générale, si le purpura siège aux membres inférieurs, interdire la station debout et surtout la marche.

S'il existe des ecchymoses véritables, les garantir

(1) Voyez plus haut, article *Anémie*, p. 12.

contre les chocs extérieurs, et favoriser l'écoulement veineux.

Surveiller la bouche avec soin, à cause de la tendance au saignement et au ramollissement des gencives.

RÉGURGITATIONS AORTIQUES.

Henri Huchard.

Dans les régurgitations aortiques non compliquées, on n'emploie pas généralement la digitale, parce qu'elle prolonge la période diastolique ou tend à augmenter la dilatation du ventricule gauche; la cactine, en renforçant la systole, tend à diminuer la diastole et vient ainsi en aide au cœur par deux voies, sans avoir d'action, comme la digitale, sur les centres vasomoteurs.

RÉTRÉCISSEMENT CONGÉNITAL DE L'AORTE.

Potain.

I. Traitement. — Le traitement se réduit à peu de chose. On ne peut naturellement pas prétendre faire disparaître la lésion.

Traiter les accidents qui pourraient se présenter.

II. Régime. — Prescrire des règles hygiéniques, qui auront pour but d'éviter au cœur tout surcroît de travail.

RÉTRÉCISSEMENT MITRAL.

Dujardin-Beaumetz.

Prescrire :

Extrait de muguet	10 gr.
Poudre de muguet	Q. S.

Pour cent pilules, contenant chacune 0 gr. 10 d'extrait. Cinq à dix pilules par jour.

On peut encore prescrire le sirop de Langlebert de Convallaria, renfermant 0 gr. 50 par cuillerée à potage d'extrait aqueux. Une à trois cuillerées de cette solution.

E. Bucquoy.

Le strophantus est un médicament supérieur à tout autre médicament cardiaque, dans le rétrécissement mitral, lorsque le cœur commence à se fatiguer.

La dyspnée, l'oppression disparaissent souvent alors comme par enchantement.

SAIGNÉE.

Henri Huchard.

La saignée générale dans les affections du cœur peut agir à titre de médication d'urgence, non seulement contre les accidents gravido-cardiaques, mais aussi dans toutes les dilatations du cœur dues à des causes diverses (cœur graisseux, période cardiectasique des cardiopathies artérielles, asystolie).

Dans la période asystolique des affections valvulaires, quand le myocarde ne répond plus aux médicaments cardiaques, une saignée générale peut être d'un grand secours, pour préparer les voies à la digitale et lui rendre toute son efficacité, un moment perdue.

SANG.

Hayem.

Examen du sang. — I. EXAMEN A L'ÉTAT FRAIS. — Le sang doit être examiné à l'aide de la cellule à rigole. Sur une lame épaisse, un disque de 3 millimètres est isolé par une rigole circulaire. On dépose au centre du disque une gouttelette de sang et l'on recouvre d'une lamelle. Les globules rouges se forment en piles, et dans le plasma qui les sépare nagent les leucocytes, les hématoblastes hérissés de traînées filamenteuses, de fibrilles isolées s'entre-croisant.

Cette préparation permet de reconnaître l'état de la fibrine du sang, le nombre approximatif des globules blancs, le degré d'adhérence des hématies, la présence de fragments mélaniques et de gros parasites.

La numération des éléments du sang est rendue facile par l'emploi de l'hématimètre. Pour rendre la numération des globules plus facile, l'emploi de ces instruments doit être précédé de la dilution du sang dans un sérum artificiel, ou mieux dans le sérum isolé ou le liquide amniotique.

II. EXAMEN CLINIQUE. — La recherche de l'état chimique du sang comprend : le *dosage de l'hémoglobine*, l'*analyse spectroscopique*, l'*examen du sérum* et la *recherche de l'état bactériologique*.

1° *Dosage de l'hémoglobine*. — Tout médecin peut,

avec une grande facilité, en quelques minutes, pratiquer le dosage de l'hémoglobine au moyen de l'appareil chronométrique.

Le dosage de l'hémoglobine est d'une importance capitale, car mieux vaut connaître la quantité d'hémoglobine que renferme le sang d'un anémique que savoir le nombre de ses globules. Aussi, quand on pratique l'examen du sang, doit-on se préoccuper du nombre des hématies, de la richesse globulaire du sang et de sa valeur globulaire.

A l'état normal, la quantité d'hémoglobine contenue dans un millimètre cube de sang ou richesse globulaire est fictivement exprimée par 500,000, c'est-à-dire que R (richesse globulaire) = N (nombre des hématies). La quantité d'hémoglobine contenue dans chaque globule, la valeur globulaire équivaut ainsi à l'unité : G (valeur globulaire) = 1.

La richesse globulaire est souvent plus diminuée que le nombre des hématies.

2° *Analyse spectroscopique.* — Elle fournit des renseignements précieux sur l'état asphyxique du sang par l'apparition des bandes d'absorption de l'hémoglobine oxycarbonée, et sur les différentes intoxications par l'oxyde de carbone, par le chlorate de potasse, le nitrite d'amyle, par l'apparition des trois bandes de méthémoglobine.

3° *Examen du sérum.* — A lui seul, il fournit des renseignements faciles sur la présence de l'hémoglobine, de l'urobiline ou des pigments biliaires. Pour recueillir du sérum à cet effet, on retire 2 ou 3 centimètres cubes de sang du doigt après piqûre. Le sang est placé dans un endroit frais. Au bout de vingt-quatre à quarante-huit heures, le caillot est rétracté et le sérum bien séparé peut être recueilli.

4° *Recherche de l'état bactériologique.* — Elle comprend l'examen du sang étalé sur des lamelles, son ensemencement sur divers milieux de culture, son inoculation aux animaux.

SCLÉROSE DE L'AORTE.

Lancereaux.

Donner l'iodure de potassium.

S'il y a une lésion du plexus cardiaque, les révulsifs seront utiles, les vésicatoires par exemple, ou peut-être un cautère.

Contre la crise produite par le désordre nerveux, prescrire les inhalations de nitrite d'amyle.

Enfin, contre les douleurs violentes, faire des injections de morphine.

SCLÉROSE DU CŒUR.

Germain Sée.

L'iodure de potassium combat avantageusement les états sclérosés du cœur.

Dieulafoy.

Au début, la sclérose du cœur sera traitée par les iodures et le bromure de potassium.

Plus tard, mais plus tard seulement, on pourra avoir recours avec prudence aux stimulants du cœur, caféine, digitale, strophantus, pour lutter contre les symptômes d'asystolie.

Henri Huchard.

Les indications thérapeutiques sont basées sur la

pression artérielle augmentée d'abord, puis diminuée, sur les troubles circulatoires et myopragiques, sur les phénomènes toxiques, sur l'état du myocarde et des fonctions du cœur.

La médication sera différente selon la période de la maladie.

On utilisera, selon le cas, les dépresseurs de la tension artérielle (iodures, nitroglycérine, nitrite d'amyle), les toniques du cœur (digitale, caféine) (1), la diète lactée ou un régime approprié.

SURCHARGE GRAISSEUSE DU CŒUR.

Albert Robin.

Surcharge graisseuse du cœur avec emphysème et poussées de bronchite. — I. CURE DE RÉDUCTION. — La cure de réduction s'inspire des méthodes de Dancel en France et d'Oertel en Allemagne, qui ont pour bases la marche et la réduction des boissons, et dont les effets eutrophiques procurent des résultats durables bien supérieurs à ceux du traitement médicamenteux.

La cure comporte donc : 1° l'entraînement par la marche; 2° un régime alimentaire. Comment les régler, l'un et l'autre, le malade les acceptant difficilement?

On devra procéder ainsi :

1° *Exercices physiques.* — On fera intervenir le traitement par la marche, tel qu'il a été institué par Oertel à Munich.

Sur un terrain convenable ou dans un local aménagé à cet effet, on commence par faire exécuter au

(1) Voyez plus loin, *Toniques du cœur*, p. 220.

malade (même le plus incapable de marcher) un trajet de quelques mètres de long, en terrain plat.

Si, au bout de cette course, il éprouve de la fatigue, de l'essoufflement, il se repose sur des sièges espacés le long du trajet, pour se remettre en marche au bout de quelques instants.

Cet exercice est renouvelé chaque jour et on augmente la longueur du trajet jusqu'à ce que le malade arrive à franchir sans essoufflement une distance de 1000 mètres.

Une fois ce premier résultat obtenu, il est soumis, non sans de grandes précautions, à des marches ascensionnelles qu'il exécutera en gravissant des pentes dont l'inclinaison aura été méthodiquement calculée. Si l'on a soin de le faire débuter par les plans les plus faiblement inclinés, il arrive progressivement à franchir les plus abruptes.

Dans le cours de ces exercices, s'il survient une transpiration abondante, le malade se réfugie dans un local approprié à cet usage; là il est déshabillé, frictionné avec quelque lotion excitante et se repose jusqu'à ce que la transpiration soit passée.

Sous l'influence de ce traitement, il se produit rapidement un amaigrissement des plus notables, qui affecte d'abord le cœur. Certains malades, qui étaient incapables de marcher quand ils ont commencé à se soigner, arrivent, au bout d'un mois, à faire de véritables ascensions.

2° *Régime.* — A. Suppression des corps gras, des féculents et des matières sucrées, c'est-à-dire de tout aliment d'épargne;

B. Réduction des boissons : celle-ci doit être telle que la quantité d'urine quotidiennement expulsée excède la quantité des liquides ingérés.

A cet effet, tout en ayant soin de composer les repas d'aliments aussi peu aqueux que possible, on accorde d'abord 1 litre de boisson, réparti de la façon suivante :

a) Au réveil, 150 grammes (soit deux tasses) de thé très léger (le thé ne devant intervenir ici que pour fournir son parfum).

Cinq minutes après, seconde dose de 150 grammes de thé.

Après le premier déjeuner, troisième dose de 150 grammes de thé.

Au total : 450 grammes de liquide très aqueux, car cette infusion aromatique doit être très légère.

b) Restent donc 550 grammes de cette même boisson à répartir entre les deux principaux repas.

Continuer ainsi pendant trois jours. Durant ce temps, la quantité des urines rendues doit s'élever à 1 litre au minimum.

Si elle n'atteint pas ce chiffre, on réduit les boissons prises au repas, dans des proportions telles qu'elles soient toujours inférieures en volume à la quantité des urines excrétées dans les vingt-quatre heures.

II. Traitement médicamenteux. — Il n'a ici qu'une importance secondaire.

Cependant, au moment des poussées de bronchite, il y a lieu d'administrer les expectorants, tels que l'oxyde blanc d'antimoine, par exemple, de calmer la toux à l'aide de faibles doses d'opium (5 à 10 centigr.) avec extrait de belladone (1 centigr.).

On a recours aussi, avec avantage, aux médicaments exerçant une action sur la contractilité des muscles bronchiques, tels que la noix vomique et l'ipéca.

L'arséniate de soude aussi peut être donné sans crainte ici, son influence sur la nutrition devant être contre-balancée par le régime et l'exercice méthodique.

On prescrit donc :

Arséniate de soude	1 milligr.
Iodure de potassium..................	5 centigr.
Poudre de noix vomique.............	2 —
— de rhubarbe..................	5 —
Extrait de douce-amère....	10 —

Pour une pilule, que le malade prendra chaque jour.

Suivant les indications, on peut remplacer l'iodure, par le benzoate de soude ou donner une préparation balsamique, telle que le sirop de baume du Canada.

Mais le traitement hygiénique indiqué plus haut n'est pas toujours bien supporté; chez certains malades, en particulier, qui veulent le suivre dans un appartement et non au grand air, comme cela doit être, on voit survenir parfois, dès le début, le deuxième ou troisième jour par exemple, des vertiges qui sont une indication formelle à cesser la cure. En même temps qu'on interrompt le traitement par la marche, on doit administrer les polybromures à petites doses (1 gr. par jour) et faire reprendre l'usage des boissons.

SYMPHYSE CARDIAQUE.

Potain.

Il est impossible de faire disparaître les adhérences, mais on peut préserver le malade des conséquences fâcheuses de l'affection, c'est-à-dire l'exagération de la dilatation, de l'altération du myocarde.

Le traitement devra être à la fois hygiénique et actif.

I. Traitement hygiénique.— Il faut que le malade évite tout ce qui peut engendrer la dilatation du cœur : les efforts, les fatigues.

1° *Exercices physiques.* — Ceci ne veut pas dire qu'il faut lui faire cesser tout mouvement, tout exercice. On devra réglementer les mouvements, permettre ceux qui sont possibles et non dangereux. En un mot, l'exercice est utile et la fatigue nuisible. Comment établir cette mesure? Il faut connaître la nature de l'exercice et ne permettre qu'il soit renouvelé que lorsque la fatigue du mouvement antérieur aura cessé.

2°. *Alimentation.* — Les excès alimentaires sont aussi dangereux. Tout en se nourrissant d'une façon utile, il faudra que le malade évite les repas copieux, les à-coups digestifs, afin d'empêcher les phénomènes réflexes sur le cœur qui sont si fréquents, et la suractivité fonctionnelle du myocarde, qui pourrait devenir fatale.

Ce luxe de recommandations pourrait faire ressembler l'ordonnance à celle d'un médecin de Molière, mais on aura pour excuse le bénéfice qu'en retirera le malade et la sécurité qu'il obtiendra pour l'avenir.

La nécessité d'une hygiène sévère fait ressortir encore l'importance de surprendre à son début, chez l'enfant, ces adhérences péricardiques; car c'est à cet âge surtout qu'il faudra redoubler de vigilance dans la direction des exercices et des jeux, qui seront permis d'une façon modérée.

II. Traitement actif. — La thérapeutique ne s'adresse pas à la maladie elle-même ; elle peut seulement modifier et amender les accidents asystoliques qui surviennent, et surtout elle doit les prévenir.

La digitale, le strophantus, la caféine sont indiqués, tout en administrant la digitale avec très grande discrétion, dans les cas de dégénérescence du myocarde. La caféine paraît avoir donné les meilleurs résultats.

Enfin l'application de vésicatoires volants sur la région précordiale semble avoir produit souvent d'heureux effets et conjuré, dans une certaine mesure, les effets du processus scléreux sur le muscle cardiaque.

SYNCOPE.

Dujardin-Beaumetz.

Prescrire :

N° 1.	Ammoniaque.	XII gouttes.
	Sirop d'éther....................	120 gr.

Une cuillerée à soupe.

N° 2.	Liqueur d'Hoffmann........	X à XV gouttes.
	Eau...........................	1 verre à madère.

Constantin Paul.

Il faut avant tout mettre le malade dans le décubitus horizontal, ce qui atténue l'anémie cérébrale.

On facilitera la respiration, en faisant arriver de l'air frais, en ouvrant les fenêtres, en supprimant tous les liens circulaires : cravates, corsets, ceintures.

I. Frictions. — On fera des frictions au creux épigastrique, aux mains, aux pieds.

II. Inhalations. — Les inhalations seront aussi très utiles.

1° *Acide acétique.* — On fera respirer de l'acide acétique; notons, à ce sujet, que les sels anglais sont composés d'acide acétique mélangé à du sulfate de potasse, sel inattaquable par cet acide et servant seulement à augmenter la surface d'évaporation

2° *Ammoniaque.* — L'ammoniaque pourra aussi être utilisé.

3° *Nitrite d'amyle.* — Le nitrite d'amyle est un médicament très précieux, qui peut rendre, dans ces cas, les plus grands services.

Le nitrite d'amyle est très volatil; aussi est-il bon d'utiliser les ampoules de Boissy, petites capsules de verre effilées aux deux extrémités, que l'on brise au moment de s'en servir.

Si l'on verse quelques gouttes sur la paume de la main, on perçoit, en même temps que l'odeur, une sensation de fraîcheur caractéristique ; on éprouve un sentiment de plénitude dans la tête; le visage devient turgescent; les carotides battent avec force; le pouls est accéléré. Chose remarquable, ces phénomènes sont limités à la tête exclusivement. Au bout de quatre ou cinq minutes environ, cette excitation diminue, et, au bout de dix minutes, au plus, tout a disparu.

4° *Éther, eau de Cologne.* — D'autres produits sont encore des excitants de la circulation cérébrale : l'éther, l'eau de Cologne, l'eau de la reine de Hongrie, l'esprit de romarin composé, qui n'est plus guère employé aujourd'hui.

III. Injections. — On a préconisé aussi les injections sous-cutanées d'éther et de caféine.

Syncope chloroformique. — L'électricité est utilisée avec avantage, dans les cas de syncope chloroformique. On pourra l'utiliser de plusieurs façons.

On peut électriser le nerf phrénique, en mettant le pôle négatif de l'appareil à courants continus le plus près possible du nerf phrénique, au cou, entre la saillie d'un sterno-mastoïdien et celle du scalène, et le pôle négatif à l'épigastre.

Onimus a proposé un courant ascendant; il suffit de placer le pôle négatif dans la bouche, et le pôle positif dans le rectum; ou bien, ainsi que les physiologistes le font depuis longtemps sur les animaux, on fait passer le courant entre ces deux points, en déterminant des interruptions rythmiques.

On pourra utiliser la méthode de galvanisation unipolaire de Remak, en mettant le pôle négatif sur la région cardiaque, et le pôle positif en un autre point du corps.

On pourrait essayer aussi l'électro-puncture du cœur.

Enfin, un procédé qui paraît devoir rendre de grands services en pareil cas, c'est celui du docteur Laborde, qui consiste dans des tractions rythmées de la langue.

Laborde.

1° Ouvrir les fenêtres.

2° Maintenir le malade dans le décubitus horizontal jusqu'au retour complet de la circulation, de la sensibilité et de l'intelligence.

3° Supprimer tous les liens circulaires : cravates, corsets, ceintures.

4° Faire des frictions avec de l'eau froide, légèrement aromatisée avec de l'alcool de lavande ou de l'eau de Cologne.

5° Faire respirer de l'*acide acétique* ou III à IV gouttes de *nitrite d'amyle* versées sur un mouchoir.

6° Pratiquer une injection sous-cutanée d'*éther sulfurique* ou de caféine, d'après la formule suivante :

Caféine........................	1 gr.
Benzoate de soude................	1 —
Eau distillée....................	3 —

7° Si ces moyens étaient impuissants, pratiquer des tractions rythmées de la langue (1).

8° Après le retour de la sensibilité, faire boire de la chartreuse ou de l'eau de mélisse.

(1) Voyez la technique des tractions rythmées de la langue dans Lefert, *La pratique des maladies des poumons*, article *Asphyxie*.

SYPHILIS DU CŒUR.

Ch. Mauriac.

L'administration du traitement antisyphilitique, chez un cardiaque nettement entaché de syphilis, peut, dans certains cas, donner les meilleurs résultats.

TACHYCARDIE.

Germain Sée.

Employer l'extrait gras de *Cannabis indica*, à la dose de 5 centigrammes par jour.

Debove.

Si l'on a des raisons de croire que la tension artérielle est diminuée, on prescrira les pilules suivantes :

Sulfate de quinine	ãã 0 gr. 10
Extrait aqueux d'ergot de seigle...	
— de noix vomique	2 —

Pour une pilule. Prendre quatre à six de ces pilules, en deux fois par jour, pendant trois ou quatre semaines.

Dujardin-Beaumetz.

Employer la solution de duboisine, en injections hypodermiques :

Sulfate de duboisine..............	0 gr. 01
Eau distillée bouillie..............	20 —

Une seringue d'un centimètre cube renferme un demi-milligramme de sulfate de duboisine.

Henri Huchard.

Tachycardies essentielles ou paroxystiques. — I. TRAITEMENT DES ACCÈS. — Prescrire les pulvérisations de chlorure de méthyle ou les séances de stypage sur la région précordiale et surtout à la région postérieure du cou, près de la nuque.

On peut aussi, et avec quelque avantage, faire, en cet endroit, de la révulsion à l'aide de vésicatoires ou de pointes de feu aux mêmes régions.

On peut prescrire la digitale, au moment des crises. La macération de digitale, à la dose de 80 centigrammes à 1 gramme, arrête souvent les accès.

Lorsque ceux-ci se prolongent, et qu'ils menacent l'existence par la production d'une dilatation cardiaque considérable, on peut employer utilement les émissions sanguines locales, au niveau de la région précordiale.

Si l'affaiblissement cardiaque, les syncopes sont imminents, il faut de bonne heure pratiquer les injections sous-cutanées de caféine et d'éther.

Quant au nitrite d'amyle et à la trinitrine que certains auteurs ont conseillés, ils sont formellement contre-indiqués; car il ne faut pas oublier que l'abaissement de la tension artérielle est à la fois un symptôme capital de la névrose et l'un de ses principaux dangers.

Il en est de même du *Veratrum viride* qui doit être proscrit en raison de son action dépressive sur la tension artérielle.

II. TRAITEMENT DANS L'INTERVALLE DES ACCÈS. — Surveiller le régime alimentaire.

Donner l'arsenic, les préparations de quinine et d'ergot de seigle, la digitaline pendant un jour, toutes les trois semaines environ.

Tachycardies compensatrices, tachycardies secondaires, tachycardies bulbaires. — Dans certaines tachycardies dites compensatrices, où le cœur semble gagner en vitesse ce qu'il perd en force, dans les tachycardies secondaires à une compression du nerf vague, à une affection gastro-hépatique, dans les tachycardies bulbaires, la digitale est nuisible ou tout au moins inactive.

Grancher.

Tachycardie chez les enfants. — I. TRAITEMENT INTERNE. — Recommander l'huile de foie de morue à doses croissantes et les eaux du Mont-Dore, pour combattre l'adénopathie.

II. TRAITEMENT EXTERNE. — Recourir aux révulsifs (teinture d'iode, vésicatoires, pointes de feu), pour combattre les poussées congestives des ganglions.

Jules Simon.

Tachycardie chez les enfants. — I. TRAITEMENT LOCAL. — Entretenir une irritation constante entre les épaules, à l'aide de la teinture d'iode et de coton iodé recouvert de taffetas gommé, pour combattre l'adénopathie.

II. TRAITEMENT GÉNÉRAL. — Instituer un traitement général contre la tuberculose.

André Petit.

I. PENDANT L'ACCÈS. — Repos absolu, calme moral, décubitus latéral droit, la tête basse pour éviter la syncope.

On a eu recours à de nombreux moyens mécaniques, parmi lesquels la révulsion ou la réfrigération au niveau de la région précordiale : pointes de feu, ventouses scarifiées, sachets de glace, stypage, pulvérisations d'éther, etc., la réfrigération le long du cou, ou le long du rachis; la compression légère des carotides, la compression ou la faradisation du pneumogastrique, la percussion rapide descendante et ascendante le long de la colonne vertébrale.

Les médicaments qui paraissent avoir fourni les meilleurs résultats sont la morphine et la belladone.

Les effets de la digitale sont tout au moins fort infidèles.

Le nitrite d'amyle aurait été employé avec avantage.

Les bromures, la valériane, l'antipyrine n'ont pas donné de résultats bien satisfaisants.

Le *Veratrum viride* parait pouvoir être dangereux en tant que dépresseur de la tension artérielle.

II. Dans l'intervalle des accès. — Recommander le calme physique et moral; interdire les excitants : thé, café, alcool, tabac.

On prescrira l'usage prolongé de l'arsenic.

S'il existe de l'hypotension artérielle, on pourra recourir à l'ergotine, associée à la quinine et à la noix vomique.

TENSIONS ARTÉRIELLES.

Henri Huchard.

Les indications thérapeutiques qui découlent de la connaissance des tensions sont de deux ordres;

1° Il faut combattre l'hypertension dans ses causes, (alimentation, boissons, prescription de médicaments vaso-constricteurs).

2° Il faut aussi la combattre dans ses conséquences, (médicaments artériels vaso-dilatateurs et vaso-constricteurs : iodures, nitrites).

1° *Combattre l'hypertension dans ses causes.* — L'hygiène et le régime alimentaire sont la base de la thérapeutique.

I. Régime. — Prescrire beaucoup de laitage.

Diminuer les boissons, et supprimer surtout les boissons excitantes.

Proscrire les aliments renfermant des ptomaïnes, tels que le poisson, la viande faisandée, le fromage fait, le gibier.

Supprimer l'usage du tabac.

II. Traitement interne. — On peut employer aussi les médicaments qui ont pour effet d'élever la pression vasculaire ou de produire la vaso-constriction. Ce sont : le seigle ergoté, l'atropine et la belladone. Ne jamais abuser des préparations de digitale.

III. Traitement externe. — Veiller au fonctionnement de la peau.

Combattre la tendance aux algidités périphériques, en prescrivant des bains fréquents, du massage, des frictions sèches sur le tronc et sur les membres.

2° *Combattre l'hypertension dans ses conséquences.* — Traitement médicamenteux. — Il faut avoir recours aux médicaments possédant une action spéciale sur le système vasculaire.

Ces médicaments, dits *médicaments artériels*, sont de deux sortes :

1° Les uns agissent en produisant la vaso-constriction et l'augmentation de la tension artérielle, tels sont : l'ergot de seigle, la belladone, la cocaïne, la strychnine; ils ne peuvent être employés pour combattre l'hypertension.

2° Les autres agissent en déterminant la vaso-dilatation et l'abaissement de la tension artérielle, tels sont : les iodures, les nitrites.

Les médicaments artériels se comportent comme des agents de soulagement du cœur; ils agissent indirectement sur l'organe central de la circulation, en favorisant ou en facilitant son travail par l'abaissement de la tension artérielle, par la dilatation vasculaire et par la diminution consécutive des obstacles périphériques.

En somme, la thérapeutique de l'hypertension artérielle est une thérapeutique préventive de l'artério-sclérose et des cardiopathies artérielles (1).

THROMBUS DE LA VULVE.

Bouilly.

I. PENDANT LA GROSSESSE. — Faire des applications froides et même glacées sur la vulve, pendant que se produit l'hémorragie.

Les jours suivants, les remplacer par des compresses résolutives.

II. PENDANT LE TRAVAIL. — Si la poche est rompue et verse le sang à l'extérieur, terminer l'accouchement d'une manière rapide, pour faire cesser l'hémorragie, ou faire le tamponnement de la poche plus largement ouverte et vidée de ses caillots.

Dès que la suppuration s'établit, ou si la poche s'est ouverte spontanément à la chute d'une escarre, la collection sera largement ouverte, vidée de son contenu et pansée antiseptiquement.

Charpentier.

I. PENDANT LA GROSSESSE. — Expectation. N'intervenir que quand le thrombus se rompt spontanément.

En cas de rupture, tamponnement.

II. PENDANT LE TRAVAIL. — Attendre autant qu'on

(1) Voyez *Artério-sclérose*, p. 41, et *Cardiopathies artérielles*, p. 60.

le peut. Terminer promptement l'accouchement par le forceps, de préférence à la version et n'inciser que quand on y est obligé.

III. Après la délivrance. — Expectation. N'intervenir que quand il y a nécessité.

Inciser à la partie déclive de la tumeur.

Lavage et pansement antiseptique de la cavité.

Traitement général reconstituant et réparateur.

Faire au besoin le drainage de la cavité.

En un mot, se conduire comme vis-à-vis de toutes les plaies anfractueuses.

TONIQUES DU CŒUR.

Germain Sée.

I. Digitale. — L'action de la digitale est due à la modification fonctionnelle qu'elle produit sur les ganglions cardiaques.

II. Spartéine. — 1° *Mode d'administration.* — On emploie la solution suivante :

Sulfate de spartéine................	1 gr.
Eau distillée..........................	100 —

Dose : deux à trois cuillerées à café, en vingt-quatre heures.

On peut aussi prescrire les pilules et le sirop de spartéine :

A. *Pilules.* — Formuler :

Sulfate de spartéine.............	50 centigr.
Excipient..........................	Q. S.

Pour cinquante pilules de 1 centigramme; deux à dix par jour.

B. *Sirop.* — Formuler :

Sulfate de spartéine	30 centigr
Sirop d'écorces d'oranges amères....	300 gr.

Faire dissoudre et mélanger. — 20 grammes de ce sirop renferment 2 centigrammes de sulfate de spartéine.

2° *Mode d'action.* — Trois effets caractéristiques et constants :

Le premier, le plus important, est le relèvement du cœur et du pouls ; la spartéine équivaut à la digitaline et à la convallamarine, son action tonique est plus marquée, plus prompte et plus durable.

Le deuxième effet est la régularisation immédiate du rythme cardiaque troublé ; aucun médicament ne saurait lui être comparé.

Le troisième résultat est l'accélération des battements qui s'impose, dans les graves atonies avec ralentissement du cœur ; la spartéine se rapproche de la belladone.

Tous ces phénomènes apparaissent au bout d'une heure ou de quelques heures au plus, et se maintiennent deux ou trois jours après la suppression du médicament.

Les forces générales augmentent et la respiration est facilitée, mais beaucoup moins bien que par l'iodure de potassium.

La fonction urinaire seule ne paraît pas influencée.

3° *Indications.* — Le sulfate de spartéine est indiqué chaque fois que le myocarde a fléchi, soit parce qu'il a subi une altération de son tissu, soit parce qu'il est devenu insuffisant pour compenser les obstacles à la circulation.

Lorsque le pouls est irrégulier, intermittent, arythmique, le sulfate de spartéine rétablit rapidement le type normal.

Quand enfin la circulation est ralentie, le médicament paraît obvier immédiatement à ce trouble fonctionnel, tout en maintenant ou en augmentant la force acquise du muscle.

III. Kola. — 1° *Mode d'administration.* — On l'administre à l'état torréfié, en infusion, en teinture, en alcoolature, en élixir, ou en extrait.

2° *Mode d'action.* —La kola est un tonique du cœur. Elle renferme de la caféine, de la théobromine, du tannin.

IV. Convallaria maïalis. — 1° *Mode d'administration.* — Sous la forme d'extrait aqueux de la plante totale, administré à la dose de 1 gramme à 1 gr. 50 par jour.

2° *Mode d'action.* — La *Convallaria* produit sur le cœur, les vaisseaux et la respiration des effets constants et constamment favorables, à savoir le ralentissement des battements du cœur, souvent avec rétablissement du rythme normal, l'augmentation d'énergie du cœur et des mouvements respiratoires.

L'effet le plus net est la diurèse.

3° *Indications.* — Dans toutes les affections cardiaques, indistinctement, dès qu'elles ont produit l'infiltration des membres et, à plus forte raison, une hydropisie générale, la *Convallaria maïalis* a une action prompte et sûre.

Dans les lésions avec dyspnée, l'effet est moindre. Il ne séjourne pas dans l'organisme et ne présente pas d'effet cumulatif. La *Convallaria maïalis* est supérieure à la digitale sous ce rapport.

Pour combattre les dyspnées cardiaques, il est inférieur à la morphine et surtout à l'iode.

La combinaison de la *Convallaria maïalis* avec l'iodure de potassium, dans le traitement de l'asthme cardiaque, constitue une médication des plus utiles.

Jaccoud.

DIGITALE. — Prescrire :

Poudre de feuilles de digitale.	0 gr. 20 à 0 gr. 50
Eau chaude à 70°.....................	120 —

Faire infuser une demi-heure et filtrer ; sucrer avec 30 grammes de sirop de sucre.

A prendre dans les vingt-quatre heures, pendant cinq jours, en diminuant peu à peu la dose.

Dieulafoy.

Les fameux médicaments toni-cardiaques sont souvent des médicaments redoutables, qui épuisent la contractilité du muscle cardiaque sous prétexte de le tonifier.

Le même phénomène se produit avec la théobromine, qui est un diurétique puissant, et qui épuise parfois la fonction rénale sous prétexte de l'exciter.

La plupart des toni-cardiaques sont donc bien loin de valoir la digitale quand elle est bien préparée et bien maniée.

I. DIGITALE. — Donner la digitale sous forme de vin diurétique, de teinture, de macération, ou d'infusion, à la dose de 20 à 75 centigrammes par jour.

II. DIGITALINE. — La digitaline peut être également prescrite à la dose de 1 milligramme par jour. Il faut avoir soin d'en surveiller avec soin les effets.

III. CAFÉINE. — Donner la caféine à la dose journalière de 50 centigrammes à 2 grammes. On l'administre en potion ou en injections sous-cutanées :

Eau distillée	6 gr.
Benzoate de soude	2 —
Caféine..................................	2 —

Chaque seringue de Pravaz de cette solution contient 20 centigrammes de caféine.

E. Bucquoy.

STROPHANTUS. — 1° *Mode d'administration.* — Prescrire deux à quatre granules à 1 milligramme d'extrait de strophantus.

C'est un médicament de soutien qui peut être administré fort longtemps sans inconvénient et sans accoutumance; son action persiste assez longtemps après la cessation.

2° *Mode d'action.* — Cette préparation donne de bons résultats sur les cœurs fatigués.

Le strophantus est un médicament cardiaque de premier ordre et qui doit être placé à côté de la digitale.

3° *Indications.* — Le strophantus remplit, à peu près, les mêmes indications que la digitale.

Dans les lésions mitrales, il relève l'énergie des contractions cardiaques devenues insuffisantes; il atténue, supprime l'asystolie.

S'il ne détermine jamais des débâcles urinaires comparables à celles de la digitale, il produit une diurèse constante pouvant aller jusqu'à 4 et 5 litres en vingt-quatre heures.

Il est supérieur à la digitale dans le rétrécissement mitral, lorsque le cœur commence à se fatiguer. La dyspnée, l'oppression disparaissent souvent comme par enchantement.

Dans les lésions cardio-aortiques, lorsque le cœur commence à se fatiguer, il est très utile, alors que la digitale présente parfois des contre-indications.

Il ne s'accumule pas comme la digitale et n'a pas d'action nauséeuse; il détermine de la diarrhée passagère.

On n'observe aucun accident consécutif à l'administration du médicament, même donné intempestivement. Il n'est pas dangereux et est d'un emploi facile.

Il serait impardonnable de ne point l'utiliser. Il ne donnera pas de déception, à condition qu'on ne lui demande pas plus qu'il ne peut donner et qu'on ne le prescrive pas, indifféremment, dans toutes les affections cardiaques.

4° *Contre-indications.* — Ne pas prescrire le strophantus dans les périodes avancées, surtout quand il existe en même temps de l'artério-sclérose et des lésions rénales, les effets sont nuls.

La digitale n'agit pas mieux.

Dujardin-Beaumetz.

I. Digitale. — La digitale est un galvanisant du système nerveux cardiaque et vaso-moteur, et un excitant du myocarde lui-même, agissant à la fois sur les nerfs du cœur et sur le muscle.

II. Kola. — 1° *Mode d'action.* — La kola est un tonique puissant du cœur. Elle régularise le pouls, mais elle est un faible diurétique.

2° *Mode d'administration.* — On l'emploie sous forme de sirop, d'infusion, de vin (60 à 100 gr. par jour), d'élixir (quatre cuillerées par jour), de poudre (50 centigr. à 1 gr. 50 par jour).

Constantin Paul.

I. Digitale. — La digitale est un poison du cœur, qui porte directement son effet sur le muscle cardiaque.

II. Muguet. — 1° *Mode d'action.* — Le muguet est un excellent tonique du myocarde; seulement il faut lui accorder un certain crédit et lui laisser le temps d'agir. L'amélioration ne se produit généralement pas avant dix ou douze jours.

2° *Mode d'administration.* — S'arrêter à la formule suivante, qui est facile à administrer :

Extrait aqueux de muguet	10 gr.
Infusion de thym	200 —
Sirop d'écorces d'oranges amères. .	80 —

Donner 50 grammes de cette potion chaque jour, par verre à liqueur.

Si le goût paraît amer, on peut étendre d'eau.

III. Convallamarine. — La convallamarine est un bon tonique du cœur.

1° *Indications.* — On l'emploie dans les palpitations par suite d'épuisement, dans les arythmies simples avec ou sans hypertrophie du cœur, avec ou sans lésion des orifices et des valvules et enfin dans l'insuffisance et le rétrécissement mitral.

2° *Mode d'administration.*— Prescrire la convallamarine en pilules ou en vin :

A. Pilules :

Convallamarine	0 gr. 10
Extrait de chiendent	1 —

Pour dix pilules; une pilule toutes les heures.

B. Vin :

Convallamarine...............	0 gr. 20
Iodure de potassium...........	3 —
Vin de Grenache...............	150 —

Jules Simon.

Digitale. — Prescrire la digitale à faibles doses, sous la forme de teinture alcoolique.

Donner :

Au-dessous de trois ans	V à X gouttes.
De trois à cinq ans.	X à XV —
Au-dessus de cinq ans.	XX —

En vingt-quatre heures.

Suspendre l'administration de la teinture alcoolique au bout de trois ou quatre jours.

Recourir en même temps aux toniques généraux, de façon à entretenir la vitalité du cœur et des tissus tout à la fois.

Legroux.

DIGITALE. — Elle agit sur le cœur secondairement. Il y a d'abord contraction des capillaires périphériques, d'où augmentation de la tension vasculaire et résistance au cours du sang, par suite le cœur se ralentit et ses battements augmentent de force.

L'action de la digitale est primitivement périphérique et non centrale.

Henri Huchard.

I. STROPHANTUS. — Le strophantus est un excellent tonique du cœur.

On emploie la teinture au 1/5, nommée *teinture française*. On la prescrit à la dose de X à XVI gouttes par jour.

II. STROPHANTINE. — La strophantine accélère les mouvements du cœur, et de plus elle a l'avantage de ne pas contracter les artérioles.

III. CAFÉINE. — Prescrire :

Eau distillée.	300 gr.
Benzoate de soude	} àâ 5 —
Caféine.	}

Deux à six cuillerées à soupe, par jour.

Edg. Hirtz.

DIGITALE. — Prescrire :

Poudre de feuilles de digitale........ 0 gr. 75.
Eau chaude à 70°................ 1000 —

Faire infuser pendant une demi-heure.

E. Barié.

I. DIGITALE. — La digitale est un médicament cardio-vasculaire : elle agit à la fois sur le cœur et les vaisseaux.

Mais c'est un tonique secondaire du cœur : son action porte d'abord sur les vaisseaux périphériques dont elle diminue la résistance.

Son action se manifeste en augmentant l'énergie des contractions du cœur, la tonicité des capillaires généraux, et la tension artérielle.

A doses modérées, la digitale est un agent de régularisation et de ralentissement des battements du cœur.

A doses prolongées, elle ramène la précipitation et l'arythmie dans les battements du cœur.

II. CAFÉINE. — La caféine a sur le cœur une action tonique et stimulante.

L. Jullien.

GLACE. — 1° *Mode d'administration.* — Appliquer une vessie de glace sur le cœur, et la laisser en permanence pendant plusieurs jours.

2° *Mode d'action.* — Les effets bienfaisants se manifestent de quinze à vingt minutes après le début de l'application, et atteignent leur maximum au bout d'une heure.

Il est vrai qu'ils cessent très vite, dès qu'on la suspend.

Mais il n'y a aucun danger à la prolonger, tant que l'état général reste précaire, et prépare la réapparition de l'hyperthermie et de la tachycardie.

Dans certains cas, on a vu la hauteur de la pulsation tripler, ce qui signifie pouls plus ample, plus plein, plus tendu, disparition du dicrotisme, des intermittences, des irrégularités, durée de la diastole plus grande.

On peut aussi noter ce fait intéressant, c'est que les effets de l'alcool et de l'atropine sur la circulation sont en partie neutralisés par la vessie de glace. Il n'y a pas lieu de s'en étonner, puisque l'alcool a la propriété d'abaisser la pression sanguine, en paralysant les vaso-moteurs, et que l'alcaloïde de la belladone augmente le nombre des pulsations, en paralysant le nerf vague.

Il y a donc là une ressource possible dans certains cas d'empoisonnement.

En résumé, la glace est un puissant tonique du cœur; la vessie de glace sur le cœur constitue une ressource d'une rare énergie, parfaitement inoffensive, précieuse dans bien des cas et qu'il y a tout intérêt à vulgariser.

TRANSFUSION DU SANG.

Porak.

1° *Appareil.* — Se servir du transfuseur de M. le professeur Dieulafoy. Cet instrument est muni de deux trocarts.

2° *Technique.* — On ponctionne la veine du donneur de sang et la veine du receveur de sang. L'opération est certainement délicate, mais elle réussit habituellement. Il est facile de ponctionner la veine du donneur de sang, mais l'opération est moins assurée pour le sujet qui doit le recevoir.

D'une façon générale, les veines sont moins apparentes chez la femme, surtout lorsqu'elle a perdu du sang.

On doit poser en règle absolue de ne découvrir la veine qu'après l'insuccès de la ponction. La ponction est, en effet, une opération sans danger ; on ne peut pas en dire autant de la dénudation du vaisseau. Il est d'ailleurs toujours temps d'y recourir.

Une autre raison milite en faveur de la ponction, c'est la facilité de pouvoir la refaire plusieurs fois, autant que cela sera nécessaire. Si on a pratiqué la transfusion après avoir mis la basilique à nu, on ne pourra pratiquer une seconde fois l'opération qu'en découvrant la veine du côté opposé, puis toute transfusion ultérieure deviendra difficile, dangereuse ou impossible.

La transfusion du sang ne peut être utile qu'en renouvelant à plusieurs reprises des injections de quantités faibles de sang, 50 grammes, 60 grammes, 100 grammes au plus.

VALVULAIRES (LÉSIONS).

Potain.

I. Régime. — Conseiller au malade d'observer un repos relatif, d'éviter tout effort violent, toute marche rapide surtout ascensionnelle, en un mot de proportionner le travail imposé au cœur à ses aptitudes fonctionnelles, restreintes du fait de la lésion valvulaire.

II. Traitement par l'iodure de potassium ou de sodium. — *Mode d'administration.* — Administrer chaque jour, en deux prises, de préférence au moment des repas, une dose d'iodure de potassium ou de sodium.

Ne pas donner l'iodure de potassium plus de trois semaines consécutives et encore aux doses modérées de 40 à 60 centigrammes par jour, de peur des accidents asystoliques.

III. Traitement par la digitale. — 1° *Mode d'administration.* — Donner la digitale ou la digitaline : employer de préférence la solution alcoolique de digitaline.

2° *Indications.* — La digitale, bien administrée, répond à presque toutes les indications de la période hyposystolique.

La digitale est un médicament précieux; l'*aortique* et le *mitral* en retirent de grands avantages : le pouls se régularise, la pression tend à reprendre ses caractères normaux, la circulation périphérique devient plus active et contribue largement au rétablissement de l'équilibre préalablement troublé ou menaçant de se rompre.

3° *Contre-indications* — Il n'y a guère que quelques cas rares de rétrécissement aortique avec petitesse et lenteur extrême du pouls, avec tendance aux lypothymies, où la digitale paraisse contre-indiquée; elle est également mal tolérée dans les dilatations cardiaques dépendant des affections du foie et de l'estomac.

Ne recourir aux autres médicaments toni-cardiaques que si les malades présentent de l'intolérance pour toute préparation digitalique.

Lésions valvulaires compliquées de palpitations. — S'il existe de la tendance aux *palpitations*, de la gêne respiratoire, on devra recourir à l'emploi de quelques préparations sédatives : on donnera, par exemple, 10 centigrammes de bromhydrate de quinine associé à 5 centigrammes d'extrait de digitale.

E. Bucquoy.

Donner le *Strophantus hispidus*, lorsque l'affaiblissement de la systole cardiaque et du pouls ne s'accompagne pas d'accélération du rythme. En effet il a peu d'action pour ralentir les battements du cœur, mais il procure un relèvement manifeste de l'énergie contractile du myocarde et une sédation marquée des troubles fonctionnels cardiaques.

Donner 1 à 2 milligrammes d'extrait de strophantus ou V à XX gouttes de teinture.

VARICES.

Tarnier.

Varices dans la grossesse. — I. PENDANT LA GROSSESSE. — Éviter les traumatismes de la région vaginale.

Défendre les rapports sexuels.

En cas de gêne ou de pesanteur, repos au lit ou compression douce avec un bandage en T.

S'il survient une hémorragie, faire la compression locale sur l'ouverture de la veine, et la prolonger suffisamment. Préférer la compression avec le doigt au tamponnement vaginal.

II. PENDANT LE TRAVAIL. — Laisser la femme couchée, lui recommander de ne pas faire d'efforts.

S'il survient une hémorragie qu'on ne puisse arrêter, employer des pinces à forcipressure ou faire le tamponnement.

Une fois l'orifice dilaté, si l'hémorragie survient ou continue, terminer l'accouchement le plus rapidement possible.

III. APRÈS L'ACCOUCHEMENT. — Faire la compression locale.

Dujardin-Beaumetz.

Prescrire la potion suivante :

Extrait fluide d'Hamamelis.....	ãã	50 gr.
Sirop d'écorces d'oranges amères.		
Teinture de vanille...............		XX gouttes

M. — A prendre par petites cuillerées ; XXIV gouttes par jour en trois fois, diluées dans un peu d'eau.

Des dilatations variqueuses, datant de dix ans, ont disparu *au bout de dix jours* de traitement.

Lorsque la résolution est obtenue, administrer encore, pendant un mois, X gouttes, matin et soir.

Frictions légères.

Nélaton.

Varices lymphatiques. — Lorsqu'elles sont limitées aux ganglions de l'aine, on peut les guérir par l'extirpation.

Chaput.

Varices lymphatiques. — Elles sont souvent très étendues et non susceptibles d'être attaquées chirurgicalement.

On se contentera du repos et de la compression : bande élastique, bas élastique, caleçon de Bourjeaurd.

SUPPLÉMENT.

ANÉMIE.

Dujardin-Beaumetz.

I. Traitement médical. — Prescrire le fer réduit, l'oxyde de fer, le sous-carbonate de fer, l'iodure de fer, le lactate de fer, la poudre de sang desséchée, l'hémoglobine.

II. Traitement climatothérapique. — Envoyer les malades à la mer, dans les montagnes, ou tout au moins les faire rester à la campagne; la vie des villes n'est pas bonne pour eux.

III. Hygiène. — Les bains d'air comprimé peuvent être utiles.

Les exercices sont bons : conseiller la gymnastique et le massage.

IV. Régime. — Régime tonique.

AORTITE.

W. Œttinger.

Aortite chronique. — I. Régime. — Il faut que

le malade se soumette à un régime alimentaire sévère; il évitera les aliments trop azotés, les mets épicés, mangera peu de viande, s'abstiendra de vin, d'alcool, d'excitants. Le lait, les légumes secs et les légumes frais, les fruits, les viandes blanches et bien cuites, les boissons légères, formeront la base de son alimentation.

Il faudra aussi proscrire tout ce qui peut exagérer l'activité cardiaque, les efforts musculaires trop fréquemment répétés, les fatigues, les marches rapides ou prolongées.

La vie au grand air, l'absence d'émotions, de préoccupations de toute espèce, l'emploi de stimulants de la nutrition, tels que les frictions sèches, par exemple, entretiendront un bon état général.

II. Traitement. — Le médicament le plus indiqué est le médicament artériel par excellence, l'iodure de potassium ou mieux l'iodure de sodium, seul ou associé à l'arséniate de soude.

Cette médication devra être prolongée pendant très longtemps, avec des intervalles de repos de temps à autre.

ARTÉRIO-SCLÉROSE.

Dieulafoy.

I. Traitement. — Prescrire les iodures alcalins.
II. Régime. — Régime lacté.

ARTÉRITE.

W. Œttinger.

Artérite syphilitique. — Recourir au traitement

mixte, en administrant l'iodure de potassium à doses croissantes de 4 à 10 grammes, et en utilisant les frictions mercurielles qui agissent avec plus d'intensité que les autres procédés de la médication hydrargyrique.

L. Thoinot.

Artérite chronique. — I. TRAITEMENT MÉDICAL. — L'indication générale sera remplie par l'administration de l'iodure de potassium, à la dose minima de 1 gramme par jour.

Continuer longtemps le traitement.

II. TRAITEMENT CHIRURGICAL. — Révulsion (cautères, pointes de feu).

Artérite syphilitique. — Donner l'iodure de potassium à hautes doses.

Ajouter à l'iodure les préparations mercurielles, en frictions ou à l'intérieur.

ASTHÉNIE CARDIAQUE.

Henri Huchard.

La kola, qui renferme beaucoup de caféine, ne défatigue pas seulement les jambes; elle défatigue encore le cerveau.

D'où l'indication de la prescrire dans tous les états adynamiques, dans l'affaiblissement cardiaque, dans le surmenage, dans l'asthénie grippale, dans les convalescences, dans tous les cas où l'on veut relever les forces, et aussi pendant la médication lactée absolue, qui détermine souvent chez les malades un certain état d'affaiblissement.

Voici les formules à employer :

Teinture de kola	ãã 30 gr.
— de coca	

Prendre XXX gouttes le matin à huit heures et à midi, dans de l'eau sucrée ou dans un peu de curaçao, qui en fait une préparation très agréable.

Ne jamais donner le soir la kola, qui pourrait déterminer de l'insomnie.

Si l'on veut agir plus énergiquement, on peut employer les extraits fluides, quoique ceux-ci ne soient point admis par le Codex :

Extrait fluide de kola.	ãã 30 gr.
— de coca.	

Prendre XXX gouttes, deux ou trois fois par jour.

ASTHME CARDIAQUE.

Germain Sée.

Prescrire les inhalations d'iodure d'éthyle.

Le malade en respire V à X gouttes, six à huit fois par jour.

Dujardin-Beaumetz.

La dyspnée à forme intermittente, véritable asthme cardiaque qui accompagne si fréquemment les affections aortiques, réclame l'emploi du bromure de potassium, auquel on peut associer de petites doses de chlorhydrate ou de bromhydrate de cicutine, purs et cristallisés.

L'iodure de potassium est aussi appelé à rendre des services dans l'asthme des affections aortiques, à la dose progressive de 1 à 4 grammes. Quand les accès sont atténués, le malade n'en prend plus que 1 gr. 50 par jour.

Les injections sous-cutanées de morphine peuvent aussi être employées avec avantage.

ASYSTOLIE.

Henri Huchard.

Les médecins ont tendance à attendre pour agir, dans l'asystolie, que celle-ci soit arrivée à sa dernière période, qui confine de si près à la *cachexie cardiaque*. On a alors bien des chances d'arriver trop tard et de constater et l'impuissance du médicament et l'impuissance du myocarde.

Il faut, au contraire, intervenir énergiquement dès le début, de manière à enrayer l'attaque d'asystolie.

I. Traitement par la digitale. — 1° *Indications*. — Les trois indications capitales de l'emploi de la digitale sont données par :

1° L'affaiblissement de la contractilité cardiaque;

2° L'abaissement de la tension artérielle, avec augmentation de la tension veineuse;

3° La rareté des urines, avec existence d'œdème périphérique et de congestions viscérales.

On n'attendra pas que ces congestions se soient produites et on administrera la digitale dès qu'on verra apparaître tous les soirs de l'œdème périmalléolaire, qui d'ailleurs est le plus souvent au début prétibial.

2° *Mode d'administration*. — Ordonner XL à L gouttes de la solution de digitaline cristallisée au 1/1000, c'est-à-dire 1 milligramme de digitaline cristallisée qui correspond à 4 à 5 milligrammes de digitaline amorphe.

II. Traitement préparatoire. — Avant de donner la digitale, mettre d'abord le malade au repos avec régime lacté partiel ou même exclusif pendant plusieurs jours.

Le deuxième ou troisième jour, administrer un purgatif : 60 centigrammes de calomel et de résine de scammonée, en deux cachets.

C'est seulement le lendemain de ce purgatif qu'il faut prescrire la digitale.

Dès le lendemain, l'effet de la digitaline se produit souvent et on note de la polyurie.

ATHÉROMASIE.

Potain.

Athéromasie commençante. — I. Traitement. — A la période de formation, l'athéromasie est susceptible d'être enrayée, de rétrocéder même sous l'influence de la médication iodurée faite longtemps et avec persévérance.

C'est à l'iodure de sodium, médicament artériel par excellence, et qui abaisse la pression vasculaire, qu'il faudra avoir recours de préférence.

II. Hygiène — Il faut se rappeler que l'accumulation des déchets dans le torrent circulatoire irrite les parois endothéliales, en augmentant la tension artérielle, d'où la nécessité d'une hygiène sévère : abstention de vins et de liqueurs, alimentation peu azotée, usage de lait principalement.

Athéromasie généralisée. — I. Traitement. — Un traitement symptomatique, variable suivant les cas, pourra, dans quelques circonstances, rendre des services pour combattre les accidents cérébraux, cardiaques ou brightiques qui relèvent des manifestations viscérales de l'athérome.

Arrivée à un degré avancé, l'athéromasie généralisée ne saurait être modifiée par la thérapeutique.

II. Hygiène. — Formuler des règles d'hygiène générale, capables de prévenir les accidents ou les complications qui peuvent être la conséquence de ces lésions.

CARDIOPATHIES.

Magnan.

Cardiopathies des aliénés. — Il n'existe pas de folie cardiaque, c'est-à-dire une maladie mentale à caractères nettement définis, ayant une étiologie, une forme, une marche déterminées. Si quelques cardiopathes délirent, ils doivent leurs troubles vésaniques non point à l'affection du cœur, mais à la prédisposition propre à chaque individu, et la durée du délire et sa gravité sont en rapport avec la nature même de cette prédisposition.

Les troubles circulatoires (ischémie ou stase veineuse) auxquels peuvent donner lieu les affections du cœur, sont suivis, non de folie, mais de symptômes cérébraux (céphalalgie, étourdissements, obtusion, etc.) communs à beaucoup d'autres affections, et qui n'ont rien de spécial.

Quant à l'irritabilité, à la tristesse, aux modifications de caractère, il n'y a là non plus rien de caractéristique: ces changements d'humeur se montrent assez souvent avec les affections de l'estomac, du foie et la plupart des affections chroniques, surtout celles qui s'accompagnent d'accès douloureux d'angoisse, de gêne pénible, de la respiration, de la circulation, des digestions.

Pour le traitement, en dehors des indications tirées de l'état général du sujet et de l'affection cardiaque, il est un point sur lequel on doit attirer l'attention.

Souvent on dit que l'agitation du malade oblige

à recourir à la camisole de force. Cette manière de faire est très fâcheuse dans les cardiopathies où le premier soin est d'éviter toute gêne de la respiration et de la circulation et il faut, au contraire, supprimer la camisole de force ou tout autre moyen de contention et laisser pleine liberté fonctionnelle, quel que soit, d'ailleurs, le degré d'excitation.

Dans tous les hôpitaux, on devrait installer à l'extrémité de chaque salle commune, une ou deux chambres d'isolement pour recevoir les malades turbulents ou agités.

La suppression de la camisole de force donne les meilleurs résultats : non seulement on ne voit plus d'accès paroxystiques de fureur maniaque, mais les accès de manie guérissent plus promptement et le pronostic des formes aiguës fébriles de la folie devient moins redoutable.

Ch. Feré.

Le chloralose est surtout indiqué comme hypnotique dans les affections cardiaques.

Hallopeau.

Cardiopathies et vélocipédie. — 1° Chez un sujet ayant l'expérience de la bicyclette, l'usage modéré de cet instrument ne trouble en aucune mesure les fonctions cardiaques; il constitue, au contraire, une utile gymnastique respiratoire ; il ne produit pas de dyspnée; en effet, l'augmentation du nombre des mouvements respiratoires est insignifiante chez un cycliste allant avec une allure modérée, elle est moindre que dans la marche et, par contre, phénomène favorable, l'amplitude des mouvements respiratoires augmente notablement.

2° Le rôle de cet usage modéré dans la production

des morts subites ne peut être que celui d'une cause occasionnelle d'importance secondaire.

3° Les efforts, liés soit à l'apprentissage où il faut exercer et mettre en jeu des muscles qui n'interviennent que peu ou point dans la marche pédestre, soit à la course trop rapide, soit à l'ascension des côtes, doivent être seuls considérés comme dangereux.

4° C'est seulement pour les malades atteints d'insuffisance aortique ou d'affection mitrale non compensée que l'interdiction doit être absolue.

5° Aucune raison valable ne peut être invoquée en faveur de l'opinion qui considère comme dangereux pour les vieillards l'usage prudent du vélocipède ; cet exercice, en dehors de son grand agrément, a au contraire l'avantage de favoriser puissamment les fonctions de la peau et des poumons, d'exercer les muscles, d'augmenter l'appétit, de faciliter la digestion et de stimuler la nutrition générale.

Ces conclusions n'ont pas été ratifiées par l'Académie de médecine, qui a émis l'avis ci-après :

1° Un examen médical doit précéder l'usage de la bicyclette ; celui-ci ne doit être permis qu'aux sujets n'ayant aucune tare, ni cardiaque ni tuberculeuse.

2° Chez un sujet expérimenté, l'usage modéré de la bicyclette ne trouble en aucune mesure les fonctions cardiaques.

3° Les efforts liés, soit à l'apprentissage, soit à la course trop rapide, soit à l'ascension des côtes, doivent seuls être considérés comme dangereux.

4° L'expérience seule pourra démontrer l'influence de la bicyclette dans les cas de mort subite chez les cardiaques.

5° C'est surtout chez les malades atteints d'influence aortique ou d'affection mitrale non compensée que l'interdiction doit être absolue.

6° L'Académie accueillerait avec faveur tous les

documents que les praticiens pourraient lui communiquer sur ces questions.

7° La section d'hygiène est invitée à examiner s'il y a lieu de demander que la statistique municipale indique les conditions dans lesquelles ont lieu les morts subites observées dans Paris.

ECTASIE CARDIAQUE.

Germain Sée.

Ectasie simple ou hypertrophique de l'enfance. — Prescrire la diminution du travail physique, le rationnement intellectuel, le séjour au grand air, une alimentation albuminoïde et graisseuse

Ce n'est qu'à ce prix que la dystrophie du cœur s'arrêtera.

Si la maladie atteint les jeunes filles en voie de formation, les mêmes prescriptions seront appliquées.

Il est inutile de combattre par le fer une chlorose qui n'existe pas, par l'hydrothérapie une soi-disant névro-asthénie qui ne porte sur le cœur que parce que le cœur est dilaté.

FAIBLESSE CARDIAQUE.

Sevestre.

Faiblesse cardiaque au cours des maladies infectieuses chez les enfants. — Employer la caféine, soit en injections sous-cutanées (20 centigr., deux fois par jour), soit sous forme de potion formulée de la façon suivante :

Caféine....................	} àà 1 gr. 60
Benzoate de soude............	

Vanilline	0 gr. 05
Sirop de Tolu	50 —
Rhum	10 —
Eau distillée	60 —

Une cuillerée à bouche, deux fois par jour.

Cette médication sert aussi à prévenir le collapsus dans le bain froid.

GOITRE EXOPHTALMIQUE ou MALADIE DE BASEDOW.

Jules Guyot.

Prescrire X à XX gouttes de teinture de *Veratrum viride* par jour.

Il faut continuer cette médication pendant plusieurs mois.

HÉMOPTYSIE.

Germain Sée.

Hémoptysie cardiaque. — Si l'hémorragie est considérable, prescrire l'extrait aqueux de seigle ergoté, à la dose de 1 à 5 grammes dans les vingt-quatre heures, associé à 0 gr. 10 ou 0 gr. 15 d'opium.

On peut aussi pratiquer des injections hypodermiques d'ergotine, quand elles ne provoquent pas d'abcès.

Le sirop et les capsules de térébenthine constituent également un moyen efficace.

Mais il faut surtout aviser à augmenter l'énergie du cœur, au moyen de préparations de digitale.

Dujardin-Beaumetz.

1° Calmer d'abord la douleur avec des injections de morphine, de la glace, et en faisant garder le repos absolu.

2° Donner l'ergot de seigle, l'ergotine, médicaments vaso-constricteurs.

3° Il est souvent utile d'y ajouter un vomitif, par exemple, l'ipéca, à la dose de 10 centigrammes, toutes les dix minutes.

4° Enfin on peut compléter la médication par l'administration de médicaments astringents, et de perchlorure de fer, soit en inhalations, soit à l'intérieur.

HÉMORRAGIES.

Tarnier.

Hémorragie par insertion vicieuse du placenta. — I. TRAITEMENT OBSTÉTRICAL. — On a proposé différents modes de traitement : la perforation des membranes, le tamponnement, la version bipolaire, l'accouchement forcé.

1° La *perforation des membranes* est une méthode excellente, s'il s'agit d'insertion marginale ou latérale. Ce procédé agit surtout par la pression qu'exerce le fœtus sur le placenta, après l'écoulement du liquide amniotique.

L'hémorragie s'arrête ainsi rapidement.

Mais elle ne vaut rien en cas d'insertion centrale, car on est alors obligé de décoller le placenta pour rompre les membranes, et, après leur rupture, l'hémorragie continue souvent et devient souvent beaucoup plus difficile à arrêter qu'avant la rupture.

2° Le *tamponnement* est indiqué dans le cas d'insertion centrale.

On laisse le tampon huit, douze, vingt-quatre heures et la femme accouche du tampon d'abord, de l'enfant ensuite.

L'action du tamponnement est due à ce qu'on oppose par ce moyen une sorte de digue matérielle à l'écoulement du sang.

3° La *version bipolaire* réunit tous les avantages de la rupture des membranes et du tamponnement.

On introduit la main droite dans le vagin, puis l'index et le médius de cette main dans le col et on rompt les membranes. La main gauche, appliquée sur le fond de l'utérus, pousse le siège, la main vaginale repousse la tête du fœtus en haut et cherche à saisir un pied qu'elle tire lentement. La jambe, en traversant le col, le dilate, tandis que le siège comprime le placenta.

Mais ce procédé exige l'emploi du chloroforme, et en outre il n'est pas toujours facile à exécuter.

4° L'*accouchement forcé* ou *rapide* pratiqué à l'aide des ballons dilatateurs de Barnès est encore un bon procédé.

En résumé, employer le tamponnement, pendant la grossesse ; l'accouchement rapide à l'aide des ballons de Barnès, pendant le travail.

II. Traitement consécutif. — L'hémorragie peut se reproduire, d'où la nécessité de ne pas se contenter du traitement obstétrical.

Coucher la femme horizontalement, la tête plus basse que le tronc ; lui éviter le moindre mouvement.

Réchauffer la malade.

Administrer des boissons alcooliques glacées.

Pratiquer des injections hypodermiques d'éther ou surtout de sérum ; ou, à défaut, de la préparation suivante :

Eau bouillie..........	1 litre.
Sel marin...............	6 gr.

Injecter 100, 150, ou 200 grammes de la solution.

III. Régime. — Instituer une alimentation fortifiante : bouillons et potages froids, champagne frappé.

En cas de vomissements, recourir aux lavements alimentaires.

HÉMORROÏDES.

Germain Sée.

I. Traitement médical. — Le traitement médical n'est guère nécessaire, si ce n'est pour lutter contre l'obstacle que les tumeurs opposent aux évacuations.

Les purgatifs : aloès, séné, soufre, sont réputés spéciaux.

Il en est de même de l'*Hydrastis canadensis*.

II. Traitement chirurgical. — La dilatation forcée de l'anus constitue le traitement le plus efficace et le plus inoffensif.

HYDROPISIES.

Henri Huchard.

La caféine est un excellent médicament cardiaque et un puissant diurétique.

Constantin Paul.

Prescrire la potion de caféine :

Caféine	1 gr.
Benzoate de soude...............	1 —
Eau de tilleul	90 —
Sirop des cinq racines............	30 —

HYPERTROPHIE DU CŒUR.

Germain Sée.

Hypertrophie des adolescents. — Les adolescents guérissent toujours, mais lentement, quelle que soit la forme de l'hypertrophie cardiaque, soit tachycardiaque, soit dyspnéique ou céphalalgique.

Il n'y a pas d'inconvénient à ce que ces jeunes gens reprennent leur travail d'éducation, et ceux qui sont tenus au service militaire peuvent l'entreprendre ou le continuer.

En recommandant certains tempéraments aux manœuvres excessives, on arrive à des résultats plutôt favorables au cœur que dangereux.

En effet, il ne s'agit pas ici d'une hypertrophie mécanique, c'est-à-dire destinée à compenser un obstacle physique; dans ce cas, le cœur doit s'employer tout entier à ce travail d'opposition : il n'y a ici qu'une hypertrophie physiologique qui dépasse la mesure; le cœur n'a rien à redouter de l'emploi de ses forces exagérées.

Constantin Paul.

Hypertrophie consécutive aux lésions de la mitrale. — Les agents modérateurs du cœur se montrent efficaces, et on peut en continuer longtemps l'usage.

Hypertrophie consécutive à une lésion de l'orifice de l'aorte. — Ici il se produit de l'anémie.

Renoncer à la digitale qui est mal supportée.

Recommander les préparations ferrugineuses solubles, telles que le tartrate de fer et de potasse, à la dose de 0 gr. 30 à 0 gr. 60 par jour, et même davantage, le perchlorure de fer, à la dose de L à LX gouttes par jour, en deux ou trois fois, le proto-chlorure de fer, le pyro-phosphate de fer citro-ammoniacal, le carbonate et l'iodure de fer, enfin le sirop d'arsénite de fer, préparé de la manière suivante :

Pyrophosphate de fer citro-ammoniacal	3 gr.
Liqueur de Fowler	1 — 50
Sirop de fleurs d'oranger	60 —
— simple	260 —

Athérome de l'origine de l'aorte. — Prescrire 0 gr. 30 à 0 gr. 50 d'iodure de potassium, à moins que la lésion soit de nature syphilitique, auquel cas il convient d'en élever la dose à 2 grammes.

Hypertrophie consécutive au rétrécissement de l'artère pulmonaire. — La phtisie étant la complication la plus redoutable de la maladie, prescrire le chlorure de sodium, l'arsenic à petites doses, sous la forme d'eau du Mont-Dore, ou les deux réunis dans l'eau de la Bourboule.

On peut conseiller aussi les phosphates, l'huile de foie de morue, les sulfures alcalins faibles.

HYPOSYSTOLIE.

Henri Huchard.

Associer la digitale ou la spartéine à l'iodure, quand il y a indication à donner un tonique du cœur, contre l'hyposystolie, les œdèmes et l'hypertension artérielle :

N° 1. Feuilles de digitale pulvérisées	2 gr.
Iodure de sodium	4 —

Pour quarante pilules; dose : trois à quatre par jour.

N° 2. Iodure de sodium	4 gr.
Sulfate de spartéine	1 —
Réglisse pulvériése	Q. S.

Pour quarante pilules; dose : quatre à six par jour.

MALFORMATIONS CARDIAQUES.

André Petit.

Malformations cardiaques congénitales. — Ce sont là des lésions indélébiles, amenant des accidents faiblement progressifs; le traitement ne peut être que symptomatique.

I. Régime. — Recommander aux malades d'éviter toute fatigue, tout effort prolongé, de renoncer à tout travail pénible; les excès de tout genre, les repas copieux, les émotions vives devront être proscrites.

On les prémunira contre les inconvénients résultant d'une température trop froide ou anormalement élevée.

On soutiendra les forces au moyen d'un traitement tonique.

Lorsque les accès de suffocation viennent à se produire, le repos doit être absolu.

II. Traitement. — On administrera, suivant les indications particulières à chaque cas, les calmants, la valériane, l'opium, l'acide cyanhydrique, les inhalations d'oxygène.

On pourra recourir à la saignée qui pourra soulager la stase et l'encombrement circulatoire et prévenir la dilatation aiguë du cœur, ou encore aux piqûres d'éther et de caféine pour prévenir la syncope.

Dans bien des cas, on retirera de grands avantages de l'emploi rationnel de la digitale, surtout lorsque l'on constatera des symptômes de parésie cardiaque avec tendance à l'asystolie.

On pourra joindre à ces moyens le régime lacté, et la dérivation intestinale, à l'aide de purgatifs drastiques plus ou moins répétés suivant le besoin.

MYOCARDITE.

André Petit.

Myocardite aiguë diffuse. — I. TRAITEMENT EXTERNE. — Dès que l'on soupçonnera l'apparition de la myocardite, on aura recours aux révulsifs appliqués sur la région précordiale : ventouses scarifiées, vésicatoires, pointes de feu.

II. TRAITEMENT INTERNE. — En même temps, on soutiendra les forces du malade au moyen des toniques ou des stimulants diffusibles : quinine, alcool, éther, acétate d'ammoniaque.

On s'efforcera de prévenir, ou de combattre les tendances au collapsus et à la dilatation cardiaque par les injections de caféine ou l'administration de la digitale.

III. HYGIÈNE. — A la période de convalescence, on recommandera d'éviter les efforts, les mouvements brusques, la station verticale prolongée.

On épargnera au malade les émotions vives, dans la crainte d'une syncope mortelle.

L'alimentation sera substantielle, mais soigneusement réglée.

PALPITATIONS.

Germain Sée.

I. TRAITEMENT — Les moyens habituels dirigés contre la chlorose et surtout contre les anémies d'origine hémorragique, à savoir l'hydrothérapie et le fer, ne manquent presque jamais d'aggraver les palpitations.

Il faut recourir aux moyens ordinaires, mais à la condition que ce ne soient pas de vrais régulateurs, comme les iodures ou les digitaliques.

Seules, parmi les vrais régulateurs, la spartéine, la convallamarine et l'adonidine sont utiles dans ces conditions.

Mais bien autrement utiles sont les auxiliaires atropiques et les sédatifs, surtout le bromure de sodium et le *Cannabis*.

II. Régime. — Dans tous les cas, on s'abstiendra de vin, d'alcool, auxquels on préférera le lait comme boisson même de table.

PHLEGMATIA ALBA DOLENS.

Dieulafoy.

Éviter avec soin les onctions, les frictions, les mouvements de toute nature qui pourraient favoriser le déplacement d'un caillot et la formation d'une embolie.

PSEUDO-ANGINES DE POITRINE.

Bouchard.

Pseudo-angines réflexes. — I. Traitement. — Le traitement doit s'adresser surtout à la cause, à l'état dyspeptique le plus souvent entretenu par une dilatation de l'estomac (1).

(1) Voyez Lefert, *La pratique des maladies de l'estomac.*

Combattre la constipation, soit par un régime approprié, soit par quelques laxatifs tels que : une cuillerée à café de magnésie et de crême de tartre à parties égales, 50 centigrammes de poudre de rhubarbe et de fleur de soufre.

Il faut en outre éviter le développement des flatulences par l'emploi des substances antifermentescibles et de poudres absorbantes. Le chloroforme pourra remplir cette indication ; on l'emploiera sous la forme suivante :

Eau chloroformée saturée	150 gr.
— distillée	120 —
— de menthe	30 —

Prendre, avant ou pendant le repas, une cuillerée de cette mixture.

II. Régime. — Les repas doivent être réglés, régulièrement espacés et toujours suivis d'une courte promenade.

Les aliments seront bien cuits ; il faudra les manger lentement.

Éviter les aliments liquides, les substances grasses et indigestes, les féculents non dépouillés de leurs écorces, les crudités, les acidités, les sucreries, le pain fraîchement cuit.

Boire aux repas, peu et souvent.

Mais s'abstenir des boissons alcooliques, fermentées, sucrées ou gazeuses.

Henri Huchard.

Pseudo-angines névrosiques. — Chercher à combattre surtout la douleur, et pour cela employer :

1° Les injections de morphine au moment des accès.

2° Les inhalations d'éther et même de chloroforme dans les formes névralgiques.

3° L'inhalation de quelques gouttes de nitrite d'amyle et la nitro-glycérine (à la dose de VI à XII gouttes de la solution à 1/100), dans les formes vaso-motrices.

4° Le chloral, soit en lavement, soit en potion.

5° Les préparations d'antipyrine en injections sous-cutanées ou par la voie stomacale à la dose de 2 ou 3 grammes par jour ;

6° Le salicylate de soude, à la dose de 4 à 5 grammes, pendant deux à quatre jours.

7° Dans l'intervalle des accès, on donnera des anti-spasmodiques et des calmants.

8° En dehors des accès, conseiller l'hydrothérapie, soit sous forme de lotions froides ou tièdes, soit sous celle de frictions au drap mouillé, soit encore sous forme de douches générales.

Toutefois l'enveloppement dans le drap mouillé et les lotions froides seront employés avec prudence, à cause des accès angineux qu'ils peuvent produire.

Lorsque les accès offrent une périodicité évidente, prescrire des préparations de quinine, telles que le valérianate de quinine, à la dose de 50 à 60 centigrammes par jour ; en y associant l'arséniate de soude, à la dose quotidienne de 2 à 6 milligrammes, pendant un mois.

Le chloroforme est un antifermentescible puissant, un anesthésique ; il a de plus une action topique congestive. Voici comment il faut le formuler :

Teinture de gentiane.............	⎫
— de badiane............	⎬ ââ 4 gr.
— de noix vomique........	⎭
Chloroforme....................	XX à XL gouttes.

Filtrer. — Prendre X à XX gouttes dans un peu d'eau, un quart d'heure au moins avant le repas.

SYMPHYSE CARDIAQUE.

Grancher.

Symphyse cardiaque avec asystolie. — I. Régime. — Nécessité rigoureuse du repos absolu, du repos au lit pendant de long mois.

Surveiller de très près l'alimentation ; les repas seront fréquents, peu abondants et composés de substances de digestion facile.

II. Traitement. — Protéger le cœur contre les variations de la température ambiante, en le maintenant dans une température uniforme à l'aide d'une couche de ouate appliquée sur la région précordiale.

Appliquer les révulsifs : vésicatoires répétés, pointes de feu. Donner la préférence aux vésicatoires de faibles dimensions et laissés en place peu de temps, trois à quatre heures au plus,

FIN

TABLE DES AUTEURS.

Bonnaire.

Bouchard (Ch.).

Bouilly.

Brocq.

Bucquoy (E.).

Cadet de Gassicourt.

Championnière (Lucas).

Descroizilles.

Dieulafoy.

Dujardin-Beaumetz.

Féré.

Fernet.

Ferrand (A.).

Gilbert (A.).

Gingeot.

Grancher.

Hutinel.

Jaccoud.

Jullien (L.).

Laborde.

Lancereaux.

Laveran.

Proust.

Reclus (P.).

Rendu (H.).

Ribemont-Desaignes.

Rigal.

Robin (Alb.).

Sée (Germain).

Sevestre.

Simon (Jules).

Tarnier.

Terrier.

Terrillon.

TABLE DES MATIÈRES.

DERNIÈRES NOUVEAUTÉS

Les microbes pathogènes, par Ch. BOUCHARD, professeur à la Faculté de médecine de Paris, membre de l'Institut. 1 vol. in-16 de 304 p. (*Bibliothèque scientifique contemporaine*) . . . . . . 3 fr. 50

Les microbes des eaux minérales de Vichy, asepsie des eaux minérales, par le Dr F. PONCET, médecin consultant à Vichy. 1895, 1 vol. in-8, 175 pages, avec 26 pl. comprenant 182 photogrammes de cultures et de microbes. . . . . 7 fr.

La méthode de Brown-Séquard et les médications par extraits d'organes. Physiologie, indications cliniques et thérapeutiques, technique, par le Dr Ch. ELOY, ancien interne des hôpitaux de Paris, 1 vol. in-16 de 282 p. . . . . 3 fr. 50

Traité élémentaire de thérapeutique, de matière médicale et de pharmacologie, par le Dr A. MANQUAT, professeur agrégé à l'École du service de santé du Val-de-Grâce, 2e *édition*, 1895, 2 vol. in-8, ensemble 1400 pages . . . . 20 fr.

La thérapeutique suggestive et ses applications aux maladies nerveuses et mentales, à la chirurgie, à l'obstétrique et à la pédagogie, par le Dr CULLERRE. 1 vol. in-16 de 318 p. (*Bibliothèque scientifique contemporaine*). . . . . 3 fr. 50

Formulaire des eaux minérales, de la balnéothérapie et de l'hydrothérapie, par le Dr E. DE LA HARPE, Introduction, par DUJARDIN-BEAUMETZ. 1895, 1 vol. in-18 de 300 p., cart. . . . . 3 fr.

Formulaire des stations d'hiver, des stations d'été et de la climatothérapie, par le Dr E. DE LA HARPE. 1895, 1 vol. in-18, 300 p., cart. . . 3 fr.

Formulaire des médicaments nouveaux et des médications nouvelles, par H. BOCQUILLON-LIMOUSIN, lauréat de l'École de pharmacie. Préface par le Dr HUCHARD, médecin des hôpitaux. 6e *édition*, 1895, 1 vol. in-18 de 316 p., cart. . . . . 3 fr.

Formulaire des alcaloïdes et des glucosides, par H. BOCQUILLON-LIMOUSIN. Préface par le professeur HAYEM. 1894, 1 vol. in-18 de 312 p., cart. . 3 fr.

Formulaire de l'antisepsie et de la désinfection, par H. BOCQUILLON-LIMOUSIN. Introduction par le Dr VERCHÈRE, chirurgien des hôpitaux. 1 vol. in-18 de 300 p. avec fig., cart. . . . . 3 fr.

Guide pratique pour l'analyse des urines, précédé de dosage des éléments de l'urine, tables d'analyse, par G. MERCIER. 1 vol. in-18 jésus de 192 p., avec 36 fig. et 4 pl. en couleurs, cart. . . . . 4 fr.

Traité des maladies de l'estomac, par le Dr BOUVERET, professeur agrégé à la Faculté de médecine de Lyon, médecin de l'Hôtel-Dieu. 1 vol. in-8 de 783 p. . . . . 14 fr.

Les déséquilibrés du ventre. L'entéroptose ou maladie de GLÉNARD, par le Dr MONTEUUIS. 1 vol. in-16 de 358 p. . . . . 3 fr. 50

Précis d'auscultation, par le Dr COIFFIER. 3e *édition*, 1894, 1 vol. in-18 jésus, avec 100 fig. coloriées, cart . . . . 5 fr.

Clinique médicale de l'Hôtel-Dieu de Paris, par A. TROUSSEAU, professeur à la Faculté de médecine de Paris, médecin à l'Hôtel-Dieu. 8e *édition*, publiée par Michel PETER, professeur à la Faculté de médecine de Paris. 1894, 3 volumes in-8 de chacun 800 pages, avec un portrait. . . . . . 32 fr.

Manuel pratique des maladies de l'enfance, par A. DESPINE, professeur de pathologie interne à l'Université de Genève, et C. PICOT, médecin de l'infirmerie du Prieuré de Genève. 5e *édition*, 1894, 1 vol. in-18 jésus de VIII-926 pages, cart. . 10 fr.

Nouveaux éléments de pathologie médicale, par A. LAVERAN, professeur à l'École de médecine du Val-de-Grâce, et J. TEISSIER, professeur à la Faculté de médecine de Lyon. 4e *édition*, 1894, 2 vol. in-8 de 1,800 p., avec fig. et tracés . . . . 22 fr.

Les pyosepticémies médicales, par le Dr G. ÉTIENNE. 1 vol. in-8 de 380 p. . . . . 7 fr.

Maladies du cœur et tuberculose. Des lésions de l'endocarde chez les tuberculeux, par le Dr P. TEISSIER, 1894. 1 vol. gr. in-8 de 327 pages . . . 7 fr.

Traité des maladies mentales, par le Dr H. DAGONET, avec la collaboration de MM. J. DAGONET et DUHAMEL. 1894, 1 vol. gr. in-8 de 850 pages avec 42 photographies. . . . . 20 fr.

La grippe-influenza, étiologie, pathogénie, formes cliniques, traitement, par J. TEISSIER, professeur à la Faculté de médecine de Lyon. 1893, 1 vol. in-8 de 200 p. . . . . 5 fr.

Traité élémentaire d'anatomie pathologique, par COYNE, professeur à la Faculté de médecine de Bordeaux, 1894. 1 vol. in-8 de 1040 pages, avec 223 figures noires et color. . . . . 14 fr.

Traité élémentaire de pathologie générale, comprenant la pathologie et la physiologie pathologique, par H. HALLOPEAU, professeur agrégé à la Faculté de médecine de Paris. 4e *édition*, 1 vol. in-8 de 800 p., avec 180 fig. . . . . 13 fr.

Dictionnaire de médecine, de chirurgie, de pharmacie, de l'art vétérinaire et des sciences qui s'y rapportent, par E. LITTRÉ (de l'Institut). Ouvrage contenant la synonymie grecque, latine, allemande, anglaise, italienne et espagnole, et le glossaire de ces diverses langues. 17e *édition*, mise au courant des progrès des sciences médicales et biologiques et de la pratique journalière. 1893, 1 vol. gr. in-8 de 1,894 p. à 2 colonnes, avec 600 figures, cartonnage souple. . . . . 20 fr.
Relié. . . . . 25 fr.

Précis de thérapeutique chirurgicale et de petite chirurgie, asepsie, antisepsie, pansements et bandages, par le Dr DECAYE. 2e *édition*, 1 vol. in-18 jésus de 636 p. cart . . . . 8 fr.

Précis d'anatomie topographique, par N. RUDINGER, professeur d'anatomie à l'Université de Munich. Édition française avec notes et additions, par P. DELBET, prosecteur à la Faculté de médecine de Paris. Introduction, par le Dr LE DENTU, professeur à la Faculté de médecine de Paris. 1 vol. gr. in-8 de 252 pages, avec 68 figures noires et coloriées, cartonné. . . . . 8 fr.

Traité des maladies de la grossesse et des suites de couches, par le Dr VINAY, professeur agrégé à la Faculté de médecine, médecin des hôpitaux de Lyon, 1894. 1 vol. gr. in-8 de 800 pages avec figures. . . . . 16 fr.

Traité pratique de gynécologie, par les Drs S. BONNET, ancien interne des hôpitaux de Paris, et P. PETIT. Introduction, par le professeur CHARPENTIER. 1894. 1 vol. in-8 de 804 pages avec 297 figures dont 90 coloriées . . . . 15 fr.

La chirurgie journalière, leçons de clinique chirurgicale, par le Dr A. DESPRÉS, chirurgien de l'hôpital de la Charité. 4e *édition*, 1894, 1 vol. gr. in-8 de 900 p., avec fig . . . . 12 fr.

La pratique de l'asepsie et de l'antisepsie en chirurgie, par le Dr Ed. SCHWARTZ, professeur agrégé à la Faculté de médecine de Paris, chirurgien des hôpitaux. 1893. 1 vol. in-18 jésus de 380 pages avec 51 figures, cartonné. . . . . 6 fr.

Leçons cliniques sur les maladies des voies urinaires, professées à l'hôpital Necker par le professeur FÉLIX GUYON. 3e *édition*, 1894-1895, 2 vol. in-8 de 1,200 pages, avec figures. . . . . 25 fr.

Traité des maladies des voies urinaires de l'homme et de la femme. Hygiène et traitement pratique des maladies de l'urètre, de la vessie, des reins, par le Dr PICARD. 1 vol. in-18 jésus de 360 p., avec fig. cart. 5 fr.

Nouveaux éléments de pathologie et de clinique chirurgicales, par le professeur F. GROSS et les professeurs agrégés ROHMER et VAUTRIN, de la Faculté de médecine de Nancy. *Ouvrage complet*, 3 vol. in-8 de chacun 1,000 pages . . . . 36 fr.

L'intubation du larynx chez l'enfant et chez l'adulte. Ses indications, sa valeur thérapeutique, par le Dr PAUL FERROUD, 1894, gr. in 8, 150 p. 3 fr. 50

Les passions, par le Dr FRÉDAULT. 1 vol. in-16 de 436 pages . . . . 3 fr. 50

Les eaux d'alimentation, épuration, filtration, stérilisation, par le Docteur Ed. GUINOCHET, pharmacien en chef de l'hôpital de la Charité. 1894, 1 vol. in-18 jésus de 370 pages, avec 52 figures, cart . . . . 5 fr.

Nouveaux éléments d'anatomie descriptive et d'embryologie, par H. BEAUNIS, professeur à la Faculté de médecine de Nancy, et A. BOUCHARD, professeur à la Faculté de médecine de Bordeaux. 5e *édition*, 1894, 1 vol. gr. in-8 de 1,100 pages, avec 600 figures, la plupart coloriées (*Tirages en 8 couleurs*), cartonné . . . . 25 fr.

Cours de physiologie, par Mathias DUVAL, professeur à la Faculté de médecine de Paris. 7e *édition* du Cours de physiologie de KUSS et DUVAL. 1 vol. in-8, VII-2 75 p., 220 fig . . . . 9 fr.

Précis de médecine légale, par le docteur C.-A. VIBERT, chef des travaux du laboratoire de médecine légale de la Faculté de médecine de Paris. Introduction par le professeur P. BROUARDEL. 3e *édition*, 1894, 1 vol. in-18 jésus de 785 pages, avec 79 figures et 3 planches reproduites en chromotypographie. Cartonné. . . . . 8 fr.

ANGERS, IMP. BURDIN ET Cie, RUE GARNIER, 4.

Traité des maladies du cœur, par le professeur BOUILLAUD. 2e *édition*. 2 vol. in-8, avec 8 planches. . . . . . 16 fr.

Précis d'auscultation, par le Dr COIFFIER. 3e *édition*, 1894, 1 vol. in-18, avec 98 figures coloriées, cartonné. 5 fr.

Traité expérimental et clinique d'auscultation, appliquée à l'étude des maladies du poumon et du cœur, par le Dr J.-H.-S. BEAU, 1 vol. in-8, de XII-626 pages. . 4 fr.

Traité clinique et expérimental des embolies capillaires, par V. FELTZ, professeur à la Faculté de médecine de Nancy 2e *édition*, 1 vol. in-8 de 450 pages, avec 14 pl. chromolithographiées. . . . . 12 fr.

La circulation et le pouls, indications thérapeutiques, par le D CH. OZANAM. 1886, 1 vol in-8 p., avec 423 figures. . . . . 20 fr.

Le pouls, ses variations et ses formes diverses dans les diverses maladies, par le professeur LORAIN. 1 vol. gr. in-8 de 372 p., avec 488 figures . . . . 10 fr.

De la température du corps humain et de ses variations, par les professeurs P. LORAIN et P. BROUARDEL. 2 vol. gr. in-8 avec fig. et portrait . . . . 30 fr.

Étude sur la marche de la température dans les fièvres intermittentes et fièvres éphémères, par le Dr GUEGUEN. 1 vol. in-8, avec planches graphiques. . . . . 5 fr.

De la chaleur animale. Déductions thérapeutiques et applications pratiques, par le Dr DE ROBERT DE LATOUR. 1885, 1 vol. in-8 de 584 pages. . . . . 8 fr.

Traité de thermométrie médicale, par le Dr Paul REDARD, chef de clinique de la Faculté de Paris. 1885. 1 vol. in-8 de 736 pages, avec fig. . . . . 12 fr.

Études physiologiques et cliniques sur la transfusion du sang, par le Dr ORÉ, professeur à la Faculté de Bordeaux, 2e *édition*, 1 vol. in-8, 704 p., avec pl. . 12 fr.

Maladies du cœur et tuberculose. Des lésions de l'endocarde chez les tuberculeux, par le Dr TEISSIER, 1894, 1 vol. gr. in-8 de 327 pages. . . . . 7 fr.

Recherches sur les altérations du sang dans l'urémie, par le Dr CUFFER. Gr. in-8, 80 pages . . . . 2 fr.

Traité élémentaire de pathologie générale, comprenant la pathologie et la physiologie pathologique, par H. HALLOPEAU, professeur agrégé à la Faculté de Paris 4e *édition*, 1893, 1 vol. in-8 de 890 p., avec 180 fig. . 13 fr.

Traité élémentaire d'anatomie pathologique, par P. COYNE, professeur d'anatomie pathologique à la Faculté de médecine de Bordeaux. 1893, 1 vol. in-8 de 1040 pages, avec 223 figures noires et coloriées. 14 fr.

Angers. — Imprimerie A. BURDIN et Cie, 4 rue Garnier.

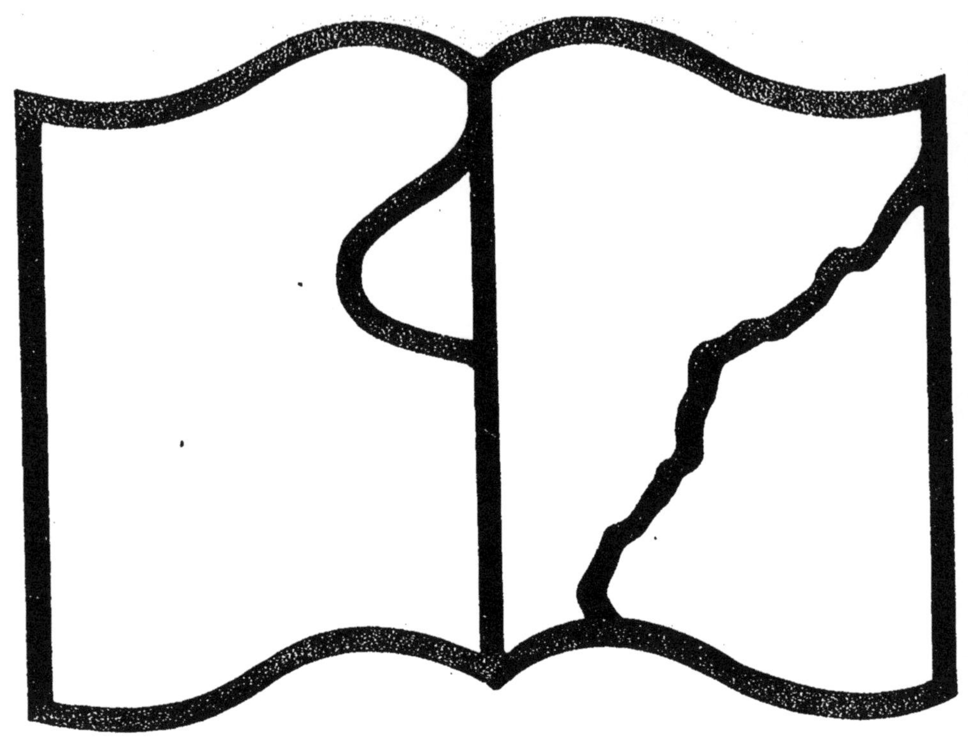

Texte détérioré — reliure défectueuse

NF Z 43-120-11

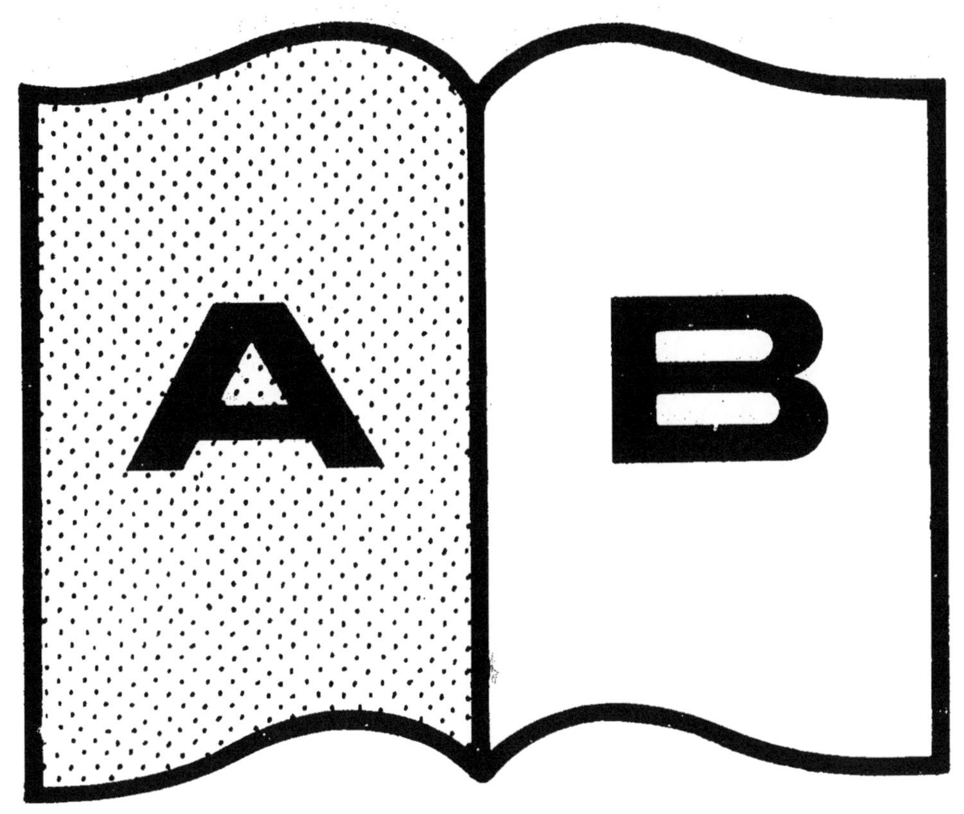

Contraste insuffisant

43- 20-14

www.ingramcontent.com/pod-product-compliance
Ingram Content Group UK Ltd.
Pitfield, Milton Keynes, MK11 3LW, UK
UKHW020109200726
13856UKWH00002B/457

9 782013 593885